KB173771

PILATES Series ❶

핵심 동작으로 코어 강화, 체형 교정, 재활을 한 번에

MAT

PILATES Series **1**

MAT

초판 1쇄 인쇄 2022년 3월 30일
초판 1쇄 발행 2022년 4월 10일

지은이 김은혜, 노해나
펴낸이 한준희
펴낸곳 (주)아이콕스

교정·교열 윤혜민
디자인 프롬디자인
사진 박성영
영업 김남권, 조용훈, 문성빈
마케팅 한동우
경영지원 손옥희

주소 경기도 부천시 조마루로385번길 122 삼보테크노타워 2002호
홈페이지 www.icoxpublish.com
쇼핑몰 www.baek2.kr (백두도서쇼핑몰)
이메일 icoxpub@naver.com
전화 032) 674-5685
팩스 032) 676-5685
등록 2015년 7월 9일 제386-251002015000034호
ISBN 979-11-6426-200-7 (14510)
　　　　979-11-6426-199-4 (14510) 세트

핵심 동작으로 코어 강화, 체형 교정, 재활을 한 번에

MAT

김은혜 · 노해나 공저

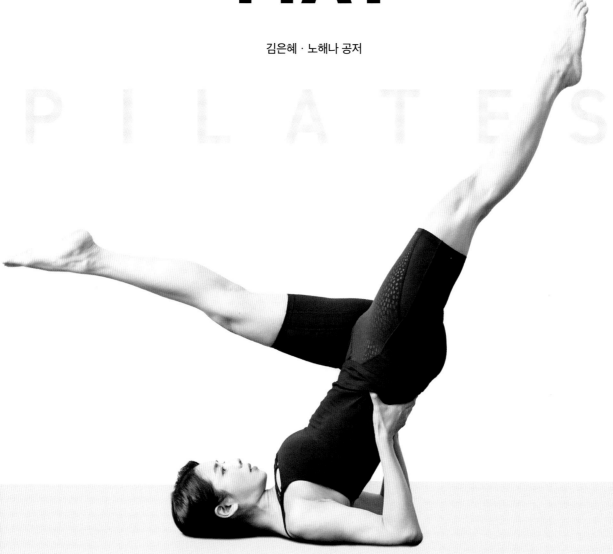

PILATES

플레이북
PLAYBOOK

PROLOGUE

● 김은혜 원장

경희대학교에서 체육학을 전공하였으며 오랜 시간 VIP 고객들을 담당하는 트레이너로 활동했다. 현재는 퍼스트 필라테스 아카데미의 원장으로 필라테스 지도자 과정을 운영하며 교육하고 있다.

지금까지의 경험을 살려 강사로서 갖춰야 하는 기본지식과 역할, 자세 등을 더 많은 분들에게 전하고 싶은 마음으로 이 책을 집필하게 되었다.

필라테스는 현대 해부학과 운동 과학을 바탕으로 고안된 신체 단련 운동이기 때문에 어떤 운동보다 과학적이다.

건강한 사람들은 물론 통증이 있는 사람들도 자세의 교정, 신체의 균형, 자연스러운 움직임을 통해 건강 그 이상으로 삶의 모든 면에 긍정적인 영향을 줄 것이다.

필라테스 지도자는 수업의 환경을 이끄는 것뿐만 아니라 회원이나 학생들에게 영감을 주는 리더십, 인성, 친목 그리고 책임감이 필요하다. 또한 회원이나 학생들이 새로운 기술을 배우고 목표를 달성하여 스스로 자신감을 갖도록 최선을 다해 독려하고 동기 부여를 해주어야 한다.

이 책이 그 역할을 하는 데에 큰 도움이 되길 바란다.

● 노해나 원장

어느 날 어떤 회원님께서 "선생님 같은 선생님이 많았으면 좋겠어요. 선생님과 같은 선생님을 만드는 일을 하세요."라는 말을 했던 기억이 난다.

강사로서 듣는 최고의 칭찬이었다. 그로부터 10년, 점점 그 길로 가고 있는지도 모른다.

지금 생각해보면 모든 것들이 선택의 연속이었고, 답은 없었다. 정말 뭐 하나 쉬운 결정이 없었다. '인생은 스스로 만들어가는 것'을 깨달으며 선택의 기로마다 내가 하고 싶고 좋아하는 일들이 뭘까, 그중에 지금 내가 가지고 있는 것들을 버리지 않고 오히려 가치를 더할 수 있는 것들이 무엇일까를 고민하며 결정했다. 온전히 그 결정으로 인해 일어나는 일들은 스스로 감당해야 했지만, 그럼에도 불구하고 계속 나아갈 수 있었던 이유 역시 온전히 자의로 시작한 일들이며 매 순간 모든 열정을 쏟을 수 있는 가치를 부여했기 때문이다.

물리치료사에서 필라테스 강사로 13년 동안 활동할 수 있었던 이유이다.

우리는 필라테스라는 운동을 통해 건강을 전달하고, 다른 사람의 몸과 마음을 바꾸고, 건강 상태를 바꾸고, 일상을 바꾸는 일을 하고 있다. 그렇기 때문에 자부심과 사명감을 가져야 한다. 그냥 대충대충 가벼운 마음이라면 지금이라도 마음을 고쳐먹어야 한다.

우리는 운동을 가르치는 선생님이며, 다른 사람들의 삶이 더 나아질 수 있도록 돕는 조력자인 동시에, 필라테스라는 운동을 제대로 널리 알리는 전달자이기도 하다. 때문에 진정으로 Joseph Hubertus Pilates가 이 운동을 통해 무엇을 전달하려고 하는지 필라테스의 철학부터 관심을 가져야 한다. 또한 모든 동작에 대해서 제대로 숙지하며 이해하고 있어야 하며, 똑같은 동작도 반복된 연습을 통해서 더 깊이를 느껴봐야 한다.

강사로서 나의 가르침이 사람들에게 긍정적 또는 부정적 영향을 줄 수도 있기 때문에 이로운 영향을 미치기 위해서는 공부하고 더 연구하는 노력을 해야 한다.

그런 의미에서 이 책은 필라테스 각각의 기구를 통해 움직임을 전달하고 수행하는 동안, 꼭 알아야 할 핵심 요소들과 필라테스를 공부하고 가르치는 강사들이 알아야 하는 가장 기본적인 필수 지식을 담고 있다.

필라테스를 사랑하는 한 사람으로서 좋은 가르침을 위해 노력하는 많은 강사들에게 도움이 되었으면 좋겠다. 더 나아가 내 몸을 소중히 아끼고 스스로를 사랑하는 많은 사람들에게 도움이 되길 바란다.

PILATES PRINCIPLE

● **Breathing 호흡**

"호흡은 생명의 처음이자 마지막 활동이다. 정확하게 호흡하는 방법을 배우는 것이 가장 중요하다."

"몸에 바람을 충분히 넣었다가 빼듯이 폐를 완전히, 충분하게 팽창시키고 수축해야 한다."

-Joseph H. Pilates

필라테스가 가장 강조한 원리로 호흡은 동작을 집중 및 강화시키고, 자연스러운 움직임을 촉진한다.

● **Centering 중심화**

'파워하우스'라고도 불리는 '코어'에 몸과 마음을 집중하는 것이다.

필라테스에서 모든 움직임은 중심에서 바깥쪽으로 퍼지며, 중심화를 통해 동작과 동작의 연결이 자연스럽게 유지될 수 있다.

● **Concentration 집중**

"운동을 할 때마다 올바른 동작에 집중해야 한다. 무의식적인 반응이라고 할 수 있을 정도로 올바르게 수행하여 숙달되면, 이 운동은 여러분의 일상적인 활동에 우아함과 균형을 줄 것이다."

-Joseph H. Pilates

정확하고 세심한 부분까지 집중하면서 모든 움직임에 몰입하여 운동의 효과를 극대화한다.

● **Control 조절**

"여러분의 온몸은 온전히 정신에 의해 조절된다는 것을 명심해야 한다."

"좋은 자세는 몸의 모든 매커니즘이 완벽하게 조절될 때 성공적으로 얻어진다."

-Joseph H. Pilates

필라테스 운동법은 원래 '조절학(contrology)'이라고 이름을 붙였을 정도로 몸과 마음을 엄격하게 수련하는 것을 중요하게 생각했다.

마음이 각각의 분리된 움직임을 통제하여 조절된 움직임은 효율적인 동작을 이끌어낼 수 있다.

● Flow 흐름

동작과 동작을 연결하여 움직임을 끊기지 않고 수행하는 동안 온몸에 에너지를 전달할 수 있고 몸 전체를 활성화하여 신체와 정신을 연결할 수 있다.

● Precision 정확성

필수적으로 꼭 알아야 하는 마지막 기본 원리로 동작을 수행하는 동안 신체의 정확한 위치, 힘의 방향, 정렬선에 대해 명확하게 가르침을 받아야 하고 가르침을 주어야 한다.

BASIC PLACEMENT

● **Basic placement란?**

생체역학원리를 기반으로, 부상을 막고 효율적인 운동을 가능하게 한다.
더불어 Target muscle을 더 잘 사용할 수 있게 한다.

1. Breathing(호흡)
2. Pelvic placement(골반의 정렬)
3. Rib cage placement(흉곽의 정렬)
4. Scapular movement & stabilization(견갑골의 움직임과 안정화)
5. Head & cervical placement(머리와 경추의 정렬)

* What, Why, How를 적용해서 설명해야 한다.

1. BREATHING

숨은 코로 마시고 입은 얇은 모양으로 만들어 내쉰다.
폐의 하부와 Rib cage의 앞, 뒤, 옆을 모두 사용하는 3D 호흡을 한다.
깊은 호흡을 통해 신체의 이완을 돕고, 목과 어깨의 불필요한 긴장을 해소할 수 있으며 복부 깊은 곳에 위치한 근육들(Pelvic floor, Transverse abdominal)도 사용할 수 있다.
Pelvic floor와 TVA(Transversus abdominal)를 활성화하여 Lumbo-pelvic region의 안정을 찾을 수 있다.
Pelvic floor는 Sit bone, Pubic, Tail bone에 걸쳐 있는 얇은 막으로 장기를 보호하고 있으며, 이를 호흡에 활용할 경우 TVA의 활성화를 돕는다.

호흡할 때는 15~20% 정도의 긴장을 유지한다.

TVA는 복부 근육 중 가장 안쪽에 위치하고 있으며, 허리부터 배를 감싸고 있다.

TVA와 Pelvic floor를 연결하며 수축할 때 Multifidus도 같이 사용된다.

마시는 호흡에 갈비뼈를 앞, 옆과 뒤로 팽창시키고 Rib cage가 열리며 척추는 Extension된다. 내쉴 때 Rib cage는 닫히며 척추가 Flexion된다(움직임의 인지를 높이기 위해서 Flex forward인 상태에서 함께 Breathing을 진행한다).

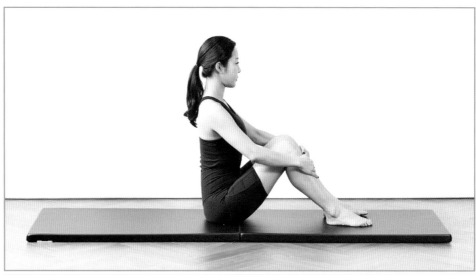

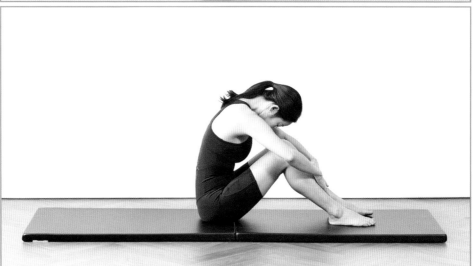

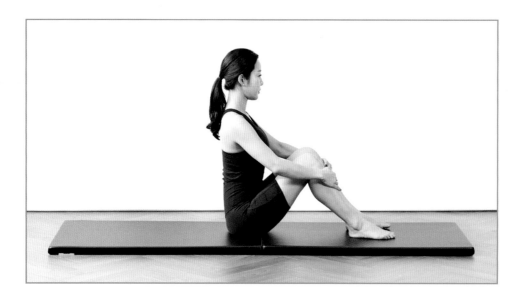

2. PELVIC PLACEMENT

● **Neutral Position**

Pelvic floor와 TVA의 활성화가 가장 잘되는 자세로, 운동 중 충격 흡수에 유리하다.

CKC(Close kinetic chain) 동작에서 주로 사용하지만, 복부의 힘이 충분히 강하다면 OKC(Open kinetic chain)에서도 활용할 수 있다(반면, 복부의 연결성이 떨어지는 경우 CKC에서도 Imprint로 동작을 수행할 수 있다).

ASIS와 Pubic이 바닥과 평행을 이루고, Lumbar 밑에 손가락 2~3개가 들어갈 수 있는 공간이 확보되어야 한다.

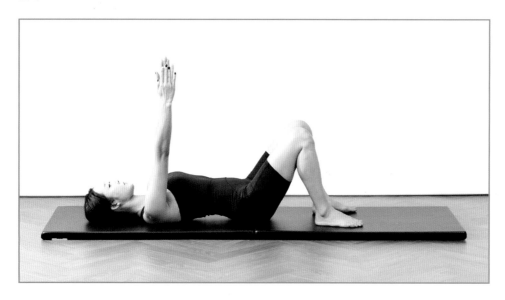

● **Imprint position**

Neutral position에서 Oblique를 사용하여 허리와 바닥에 공간이 뜨지 않도록 자세를 만들며, 엉덩이 근육은 절대 사용하지 않는다(큰 근육을 사용하지 않고 복부의 힘으로 Lumbar pelvis region의 안정화를 시킨다).

Lumbar에 Flexion이 발생하고, Pelvis는 Posterior tilt이 된다.

OKC 동작을 수행할 때 주로 사용하며, 허리전만이 심한 경우 안정화를 위해 복부의 Support를 받으며 Lumbar pelvic region이 안정화된 상태에서 진행한다.

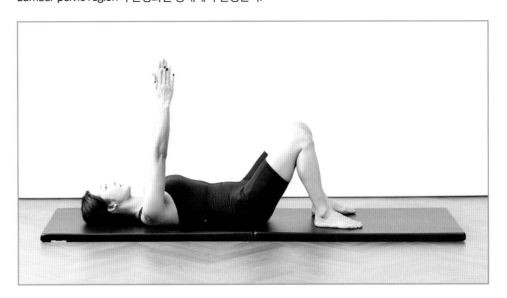

3. RIB CAGE PLACEMENT

Breathing과 Arm movement는 Rip cage의 안정화에 영향을 준다.

3D 호흡으로 Rib cage의 앞뒤와 옆을 사용하는 것을 인지시켜야 한다(마실 때 옆, 뒤로 Rip cage가 열리고 척추가 살짝 Extension되며 내쉴 때 Rip cage가 닫히고 척추가 살짝 Flexion된다).

팔을 Over head할 때, Rip cage가 들리지 않도록 호흡으로 조절해주며 Oblique를 사용하여 Rip cage를 안정화시켜 척추를 Neutral로 유지한다.

● Starting position

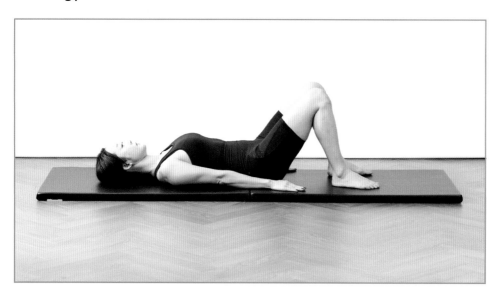

● Arms reach to ceiling

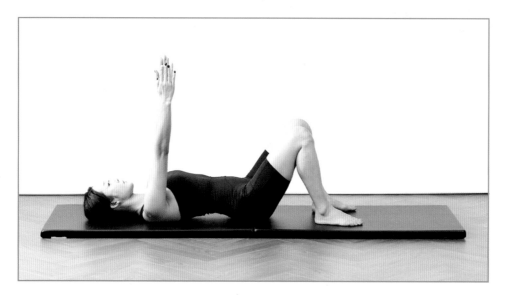

● Arms reach overhead

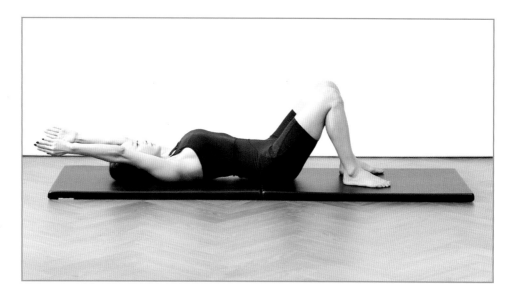

4. SCAPULAR MOVEMENT & STABILIZATION

흉곽에서 견갑골을 안정화하는 것은 경추를 지지해줄 뿐만 아니라 팔과 몸통의 연결 부위이기 때문에 매우 중요하다.

견갑골은 흉벽에 근육으로 연결되어 있으며, 뼈와 연결된 곳은 쇄골이 유일한 접합부이다. 흉곽과 척추에 직접적으로 관절을 이루며 연결되어 있지 않기 때문에, 가동성이 매우 크지만 안정성은 떨어진다.

견갑골의 안정화와 팔의 더 큰 가동 범위를 만들기 위해서는 먼저 견갑골의 움직임을 이해해야 한다.

견갑골의 6가지 움직임
거상(elevation, upward)
하강(depression, downward)
후인(retraction, inward)
전인(protraction, outward)
상방 회전(upward rotation)
하방 회전(downward rotation)

견갑골은 앞과 같이 크게 6가지 움직임이 가능하며, 이 움직임들을 복합적으로도 수행할 수 있다. 이러한 견갑골은 팔과 흉추의 움직임에 영향을 받는다.

예를 들어 팔을 머리 위로 들어 올리는 움직임 동안에는 견갑골은 자연스럽게 올라가고 상방 회전되며 흉추가 굴곡하는 동안 견갑골은 전인된다.
견갑골의 안정화가 이루어지면 견갑골 주변을 감싸고 있는 근육들을 효율적으로 활용하여 불필요한 움직임을 막고 더 정확하게 운동을 수행할 수 있기 때문에 이는, 모든 운동의 시작이며 운동을 시작하기 전에 먼저 안정화가 이루어져야 한다.

움직임의 변화를 위해서는 기본적으로 항상 견갑골의 안정화에 대해 의식해야 한다.
1) 척추를 바로 세운 상태에서 팔을 편안하게 둘 때
2) 척추를 굴곡하거나 신전할 때
3) 팔이 다양한 방향으로 움직일 때

예를 들어 매트에 누운 자세에서 상체가 굴곡할 때 견갑골 안정화를 만들어주면 목의 긴장, 견갑골의 과도한 전인, 상완골의 내회전을 막을 수 있다.
이 책의 운동 동작 설명에서 나오는 견갑골 안정화 근육은 전거근, 승모근, 능형근, 견갑거근, 소흉근에 초점이 맞춰져 있다.
견갑골의 중립 자세는 개개인의 편안한 자세와는 다르다.
이상적인 정렬 자세는 움직임을 통해 개인에 맞게 만들어주어야 한다.
앞선 기본적인 견갑골의 움직임 이해를 바탕으로 더 나은 필라테스의 움직임을 수행하게 만드는 것이 이 책의 목표다.

● Scapular elevation & depression

· Scapular elevation

손바닥으로 매트를 쓸어 올리는 느낌으로 어깨와 귀 사이의 공간을 좁히며 최대한 귀 방향으로 견갑골을 끌어올린다.

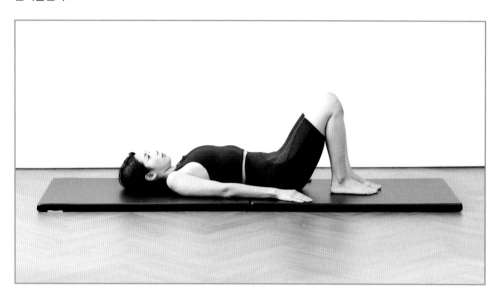

· Scapular depression

손바닥으로 매트를 쓸어내리는 느낌으로 어깨와 귀 사이의 공간을 넓히며 최대한 골반 방향으로 견갑골을 끌어내린다.

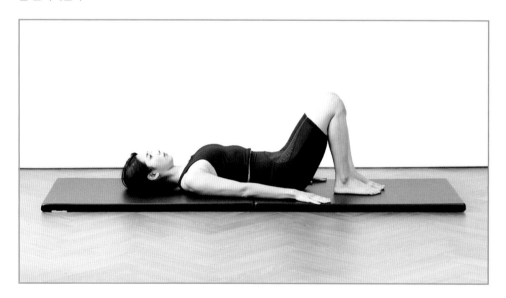

● Protraction & retraction

· Neutral

견갑골의 전인과 후인의 중간 위치이며 측면에서 견봉이 고관절, 요추, 귓볼과 일직선을 유지한다.

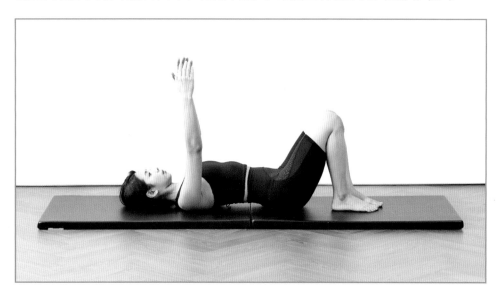

· Protraction

견갑골의 내측연을 척추의 극돌기와 멀어지도록 손끝을 천장 방향으로 멀리 보내며 견갑골과 척추 사이의 공간을 최대한 넓힌다.

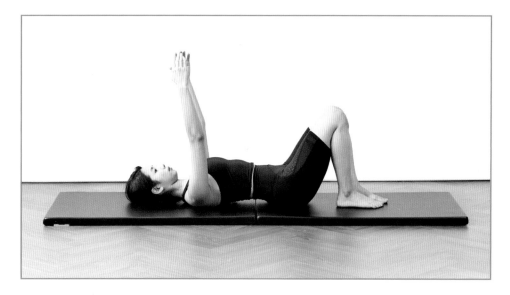

· Retraction

손끝은 천장을 향하도록 유지하며 견갑골의 내측연을 척추 방향으로 가깝게 모아주며 견갑골과 척추 사이의 공간을 최대한 좁혀준다.

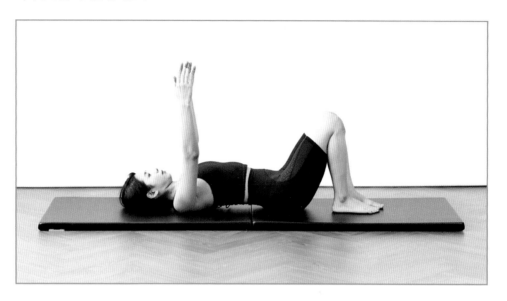

| SITTING |

· Neutral

견갑골의 전인과 후인의 중간 위치이며 측면에서 견봉이 고관절, 요추, 귓볼과 일직선을 유지한다.

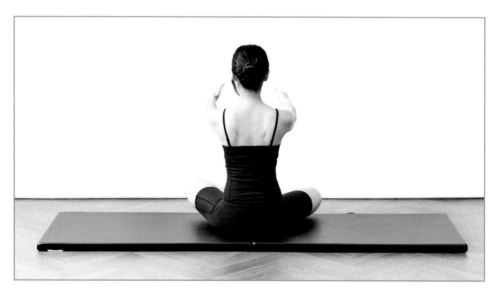

· Protraction

견갑골의 내측연을 척추의 극돌기와 멀어지도록 손끝을 전방으로 멀리 뻗어 견갑골과 척추 사이의 공간을 최대한 넓힌다.

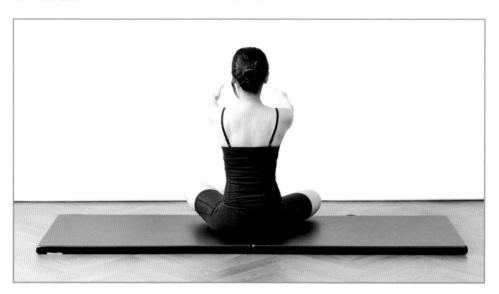

· Retraction

팔은 어깨높이만큼 유지하며 견갑골의 내측연을 척추 방향으로 가깝게 모아 견갑골과 척추 사이의 공간을 최대한 좁혀준다.

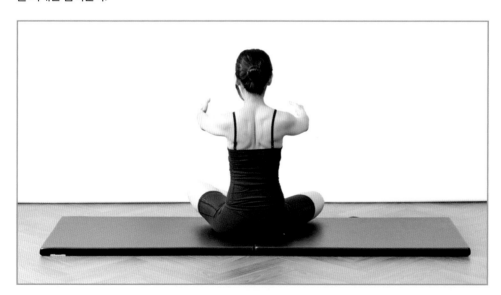

5. HEAD & CERVICAL PLACEMENT

Head와 Cervical의 Neutral은 정면에서 보았을 때 코끝과 턱 끝, Sternum이 같은 선상에 정렬되어 있다. 머리가 어깨 정가운데 있으며 측면에서 보았을 때 귓볼이 어깨와 수직선상에 있고, Cervical이 자연스러운 전방 경사를 이루고 있는 모습이다.

경추는 자연스러운 곡선을 유지해야 하고 두개골은 수직일 때 어깨 위에서 균형을 잡는다.
이러한 경추와 두개골의 정렬은 모든 운동의 시작 자세에서 유지되어야 한다.
만약 자세가 척추후만증이거나 목이 앞으로 나와 있다면 누운 자세에서 경추에 쿠션이나 베게를 받쳐서 경추에 과신전이나 불필요한 긴장이 되지 않게 해주며, 목과 어깨의 과긴장을 해소하기 위해 바른 위치를 찾아주는 것이 중요하다.
경추는 굴곡, 신전, 외측 굴곡, 회전 움직임 동안 언제나 흉추와 같은 선상에서 움직인다.
Cranio-vertebral flexion(head nods)는 C1~C2에서만 일어나는 작은 움직임으로, Cervical의 Dynamic stability(동적 안정성)를 찾기 위해 활용한다.
상체를 Flexion할 때 주로 사용하며, 이때 턱을 너무 깊게 누르지 않는다.
이상적인 움직임은 흉추 굴곡의 움직임 동안 언제든 적용되어야 한다.
누워 있는 상태에서 상체를 굴곡할 때, 흉추의 굴곡에 집중하며 경추의 과도한 굴곡이 일어나지 않게 한다.
이상적인 경추 굴곡은 턱을 너무 깊게 숙이지 않고 턱과 가슴 사이에 충분한 공간이 유지되어야 한다.

● **Neutral cervical alignment**

매트와 목 사이의 공간이 유지되며 머리를 정수리 방향으로 길게 늘린다.

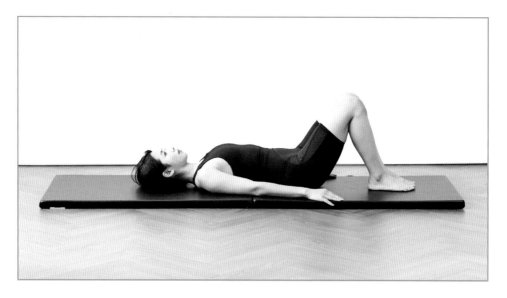

● Cranio-vertebral flexion

뒷목을 길게 늘리며 턱을 가슴 쪽으로 당겨 유지한다.

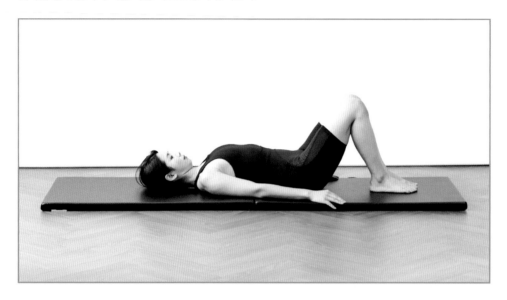

● Correct upper body flexion

머리와 목 사이의 공간을 유지하며 상체를 견갑골까지 올려 상부 흉추에 굴곡을 만든다.

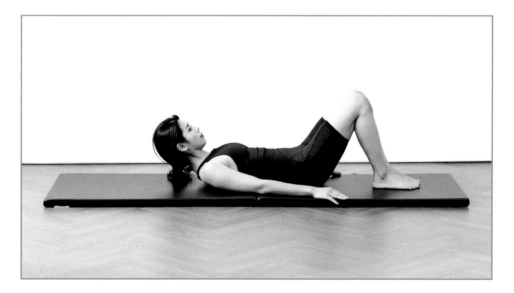

● **Overextension of cervical**

상부 흉추를 굴곡하며 머리를 과도하게 신전한 상태이다.

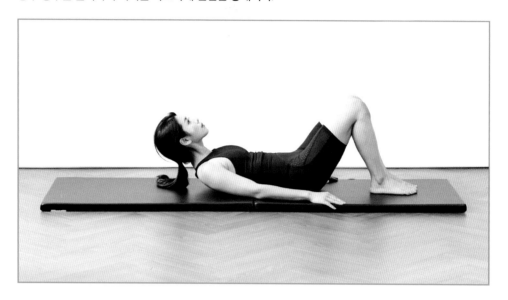

● **Overflexion of cervical**

상부 흉추를 굴곡하며 머리를 과도하게 굴곡한 상태이다.

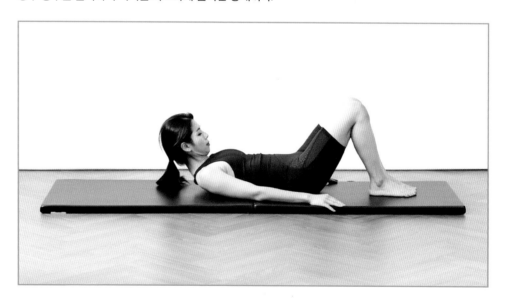

엎드려 있는 상태에서 상체를 신전할 때 경추는 흉추와 일직선이 되게 들어 올리며 경추의 과신전 또는 과도한 압박이 되지 않게 주의해야 한다.

시선 또한 경추의 위치에 영향을 준다.

누운 자세에서 상체를 굴곡할 때 경추의 적절한 정렬을 유지하기 위해 또는 시선의 위치에 따라 경추의 적절한 정렬을 유지하기 위해 굴곡의 정도를 적절하게 조절할 수 있다. 흉추 신전에서도 동일하게 한다. 모든 움직임에서 시선의 위치는 머리, 경추, 흉추가 바른 정렬을 유지하기 위해서 확실하게 해야 하며 머리의 바른 정렬을 통해서 좀 더 편안한 경추를 만드는 데 목표가 있다.

● Correct upper body extension

머리는 몸통과 일직선을 유지하며 상체를 신전하는 동안 골반의 중립을 유지하려고 한다.

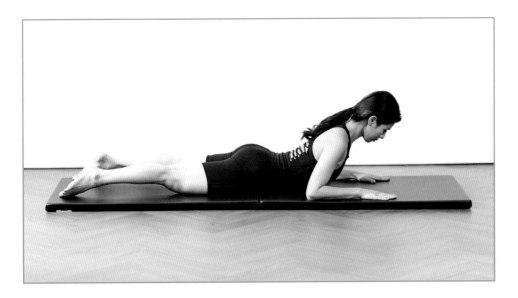

● Overextension of cervical

상체를 신전하며 경추를 과도하게 신전한 상태이다.

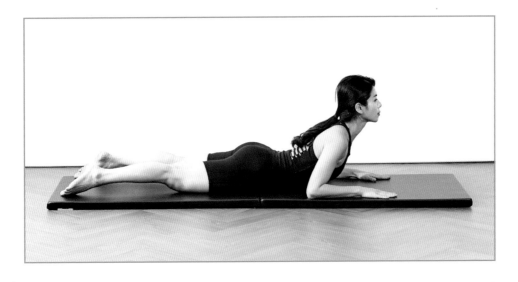

● **Overflexion of cervical**

상체를 신전하며 경추를 과도하게 굴곡한 상태이다.

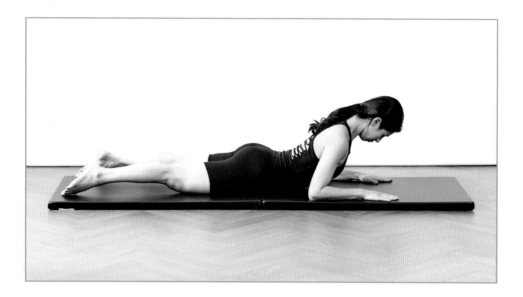

CONTENTS

PILATES PRINCIPLE 6

BASIC PLACEMENT 8
1. BREATHING 8
2. PELVIC PLACEMENT 10
3. RIB CAGE PLACEMENT 11
4. SCAPULAR MOVEMENT & STABILIZATION 13
5. HEAD & CERVICAL PLACEMENT 19

01   ABDOMINAL PREP   26
02-❶ BREAST STROKE PREPS   29
      Hands By Shoulder
02-❷ BREAST STROKE PREPS   31
      Hands By Hips
02-❸ BREAST STROKE PREPS   33
      Hands Under Forehead
03   SHELL STRETCH   35
04   HUNDRED   37
05   HALF ROLL BACK   40
06   ROLL UP   42
07   ONE LEG CIRCLE   45
08   SPINE TWIST   48
09   ROLLING LIKE A BALL   50
10   SINGLE LEG STRETCH   52
11   OBLIQUES   54
12   DOUBLE LEG STRETCH   57
13   SCISSORS   59
14   SHOULDER BRIDGE   61
15   ROLL OVER   64
16   HEEL SQUEEZE PRONE   67
17   ONE LEG KICK   69
18   BREAST STROKE   71
19   SAW   74
20   OPEN LEG ROCKER   78

21	NECK PULL	80
22	OBLIQUE ROLL BACK	83
23	JACK KNIFE	85
24	SIDE KICK	88
25-❶	SIDE LEG LIFT SERIES Top Leg Abduction	90
25-❷	SIDE LEG LIFT SERIES Top Leg Circle	92
25-❸	SIDE LEG LIFT SERIES Staggered Legs	95
25-❹	SIDE LEG LIFT SERIES Both Legs Together	97
25-❺	SIDE LEG LIFT SERIES Lateral Flexion	99
26	SCISSORS IN AIR	101
27	BICYCLE IN AIR	105
28	DOUBLE LEG KICK	109
29	SPINE STRETCH FORWARD	113
30-❶	TEASER SERIES Teaser Prep	115
30-❷	TEASER SERIES Legs Diagonal	117
30-❸	TEASER SERIES Lower & Lift Legs	120
31	SINGLE LEG EXTENSION	123
32	SWAN DIVE	126
33	SWIMMING	129
34	LEG PULL FRONT	132
35	LEG PULL	135
36	HIP TWIST	138
37	CONTROL BALANCE	142
38	CORKSCREW	145
39	SIDE KICK KNEELING	148
40	SEAL	150
41	SIDE BEND	152
42	TWIST	154
43	ROCKING	157
44	BOOMERANG	159
45	PUSH UP	162

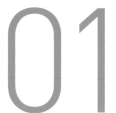

ABDOMINAL PREP

반복 횟수
5~10회

● **운동 목표**: 복부 근육의 힘으로 흉추를 굴곡하는 동안, 어깨와 골반을 안정화한다.

● **목표 근육**: 복횡근, 골반기저근, 견갑골 안정화 근육, 복직근, 복사근

● **시작 자세**: Supine / Neutral

하지: 두 다리는 골반 넓이로 벌려 무릎을 굽혀 세운다(다리를 붙여 진행할 수 있다).

상지: 엉덩이 옆에 양팔을 내려놓고 손바닥은 아래쪽을 향한다.

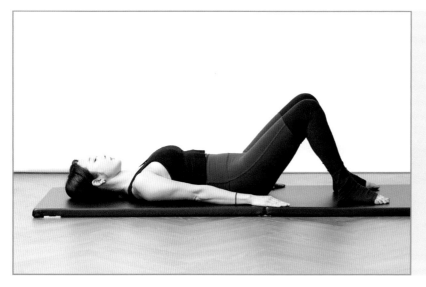

1

Inhale: 시선을 아래로 보내며 턱 끝을 약간 당긴다.

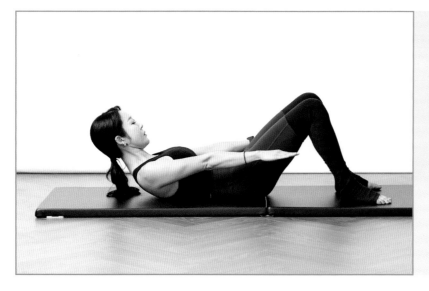

2

Exhale: 흉추를 굴곡하여 윗등을 바닥에서 띄워 올린다. 양팔은 어깨높이에서 손끝을 길게 뻗는다.

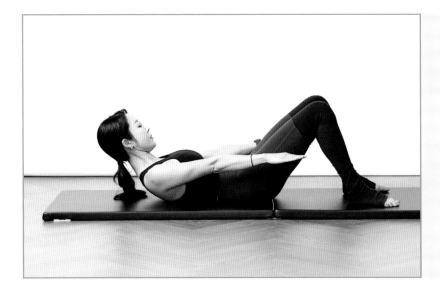

3

Inhale: 자세를 유지한다.

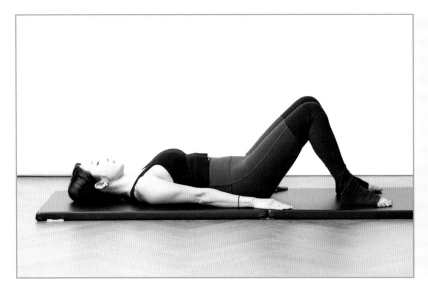

4

Exhale: 척추를 천천히 분절하며 상체와 머리를 바닥으로 내려 시작 자세로 돌아간다.

● **주의 사항**

1. 어깨에 과긴장이 들어가지 않도록 견갑골을 안정화한다.
2. 골반을 Neutral로 유지하고, 동작 중 후방 경사되지 않도록 주의한다.
3. 복횡근을 활성화하여 하복부를 납작하게 유지하고, 기립근이 사용되지 않도록 한다.
4. 복직근을 과사용하여 복부 가운데가 볼록하게 올라오거나, 상체를 과하게 들어 올리지 않도록 주의한다.

1. **손으로 뒤통수 받치기**
   더 강한 복부 근력이 필요하고, 목의 부담이 줄어든다.

2. **양손에 Circle 잡고 동작하기**
   양팔은 귀 옆에서 정수리 방향으로 길게 뻗어 시작한다. 상체가 받는 저항이 높아지고, 견갑골의 안정화에 용이하다.

3. **무릎 사이에 Circle 끼우기**
   흉추를 굴곡하여 상체를 들어 올릴 때, 고관절 내전근의 힘으로 Circle을 조인다. 하체가 받는 저항이 높아진다.

4. **무릎 밑에 Arc barrel 두고 동작하기**
   고관절 굴곡근이 타이트한 경우 적용할 수 있다.

5. **등 아래 Flex band 세로로 깔고 동작하기**
   머리 위에서 양손으로 Band의 끝을 잡고 Band를 천장 방향으로 약간 당기면서 흉추를 굴곡한다. 목 굽힘근이 약하거나 경추의 바른 정렬을 잡기 어려운 경우 적용할 수 있다.

6. **가슴 앞에서 양팔 X자로 포개고 동작하기**
   견갑골의 안정화에 유리하다.

7. **무릎 사이에 공, 쿠션 끼우기**
   고관절 내전근을 활성화하기 용이하다.

02-① BREAST STROKE PREPS

Hands By Shoulder

반복 횟수 3~5회

- **운동 목표**: 상부·중부 기립근의 힘으로 흉추를 신전하는 동안, 복부 근육의 연결성을 유지하여 골반을 안정화한다.
- **목표 근육**: 중부·상부 등의 척추기립근

- **시작 자세**: Prone / Neutral
  하지: 두 다리는 골반 넓이로 벌려 11자 정렬하고 발목을 Plantar flexion하여 길게 뻗는다(다리를 붙여 진행할 수 있다).
  상지: W모양으로 팔꿈치를 굽혀 양손을 어깨 옆에 둔다. 손바닥은 바닥 쪽을 향한다.

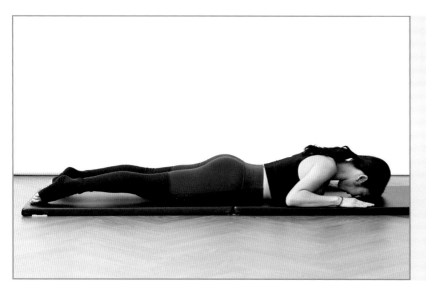

1

Inhale: 시작 자세를 유지한다.

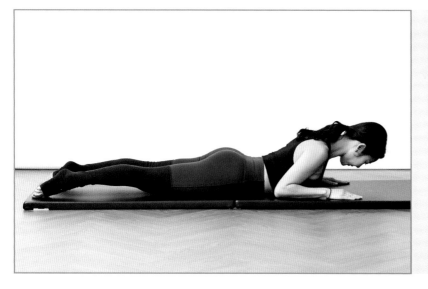

2

Exhale: 정수리를 길게 뻗어내는 느낌으로 경추부터 시작하여 흉추를 신전한다.

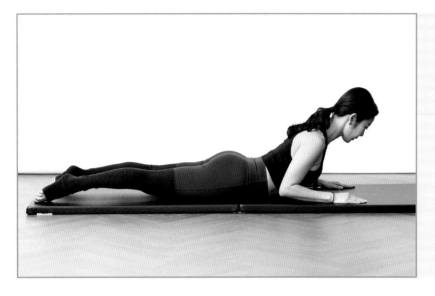

Inhale: 자세를 유지하며 가슴 앞쪽을 열어낸다.

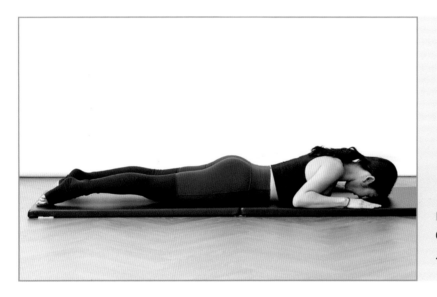

Exhale: 척추를 천천히 분절하여 가슴과 머리를 바닥으로 내려 시작 자세로 돌아간다.

● 변형 동작

1. Arc barrel에 엎드려 동작하기
   요추의 신전을 방지한다.

2. 전상장골극 밑에 패드 받치기
   골반의 전방 경사를 방지한다.

3. 한 번의 호흡으로 진행하기
   Exhale: 흉추 신전 / Inhale: 척추를 분절하여 시작 자세로 돌아간다.

4. Raised mat 사용하기
   흉곽의 하단까지 매트 밖으로 빼서 준비한다. 운동의 범위는 Neutral까지만 진행한다.
   척추후만 체형이나 어깨가 말린 경우 적용할 수 있다.

5. 무릎 사이에 공, 쿠션 끼우기
   고관절 내전근을 활성화하기 용이하다.

● 주의 사항

1. 목이나 어깨에 과긴장이 들어가지 않도록 한다.

2. 요추가 신전되거나 다리가 바닥에서 뜨지 않도록 한다.

3. 견갑골을 안정화한 후 척추 신전을 시작한다.

4. 복부 근육과 대둔근, 햄스트링을 활성화하여 골반의 Neutral 상태를 유지한다.

02-②

BREAST STROKE PREPS
Hands By Hips

반복 횟수
3~5회

- **운동 목표**: 견갑골 후인 근육을 활성화 한 상태에서 상부·중부 기립근의 힘으로 흉추를 신전하는 동안, 복부 근육의 연결성을 유지하여 골반을 안정화한다.
- **목표 근육**: 중부·상부 등의 척추기립근, 견갑골 후인 근육

- **시작 자세**: Prone / Neutral
  하지: 두 다리는 골반 넓이로 벌려 11자 정렬하고 발목을 Plantar flexion하여 길게 뻗는다(다리를 붙여 진행할 수 있다).
  상지: 양팔을 몸통 옆에 내려놓고 손바닥은 엉덩이를 바라본다.

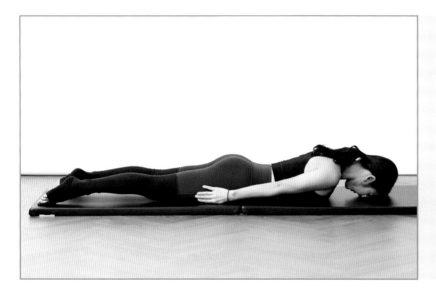

1

Inhale: 견갑골 후인 근육을 활성화하여 견갑골을 Neutral로 맞춘다.

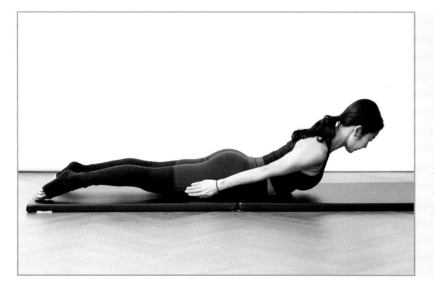

2

Exhale: 정수리를 길게 뻗어내는 느낌으로 경추부터 시작하여 흉추를 약간 신전한다. 손끝은 발쪽 방향으로 길게 뻗는다.

▶① Hands by shoulder보다 가동 범위는 작다.

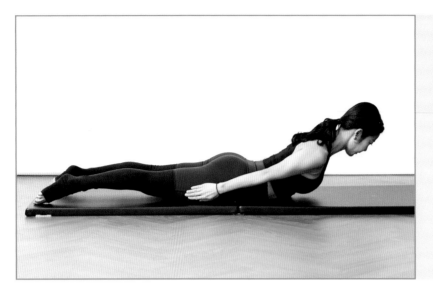

3

Inhale: 자세를 유지한다.

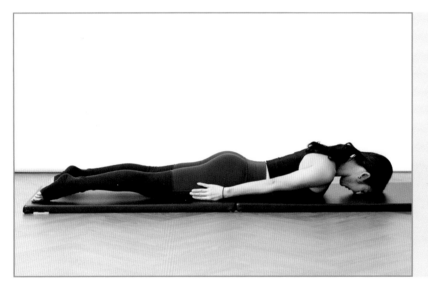

4

Exhale: 척추를 천천히 분절하여 가슴과 머리를 바닥으로 내려 시작 자세로 돌아간다.

● 변형 동작

1. **Arc barrel에 엎드려 동작하기**
   요추의 신전을 방지한다.

2. **전상장골극 밑에 패드 받치기**
   골반의 전방 경사를 방지한다.

3. **한 번의 호흡으로 진행하기**
   Exhale: 흉추 신전 / Inhale: 척추를 분절하여 시작 자세로 돌아간다.

4. **Raised mat 사용하기**
   흉곽의 하단까지 매트 밖으로 빼서 준비한다. 운동의 범위는 Neutral까지만 진행한다.
   척추후만 체형이나 어깨가 말린 경우 적용할 수 있다.

5. **무릎 사이에 공, 쿠션 끼우기**
   고관절 내전근을 활성화하기 용이하다.

● 주의 사항

1. 목이나 어깨에 과긴장이 들어가지 않도록 한다.

2. 요추가 신전되거나 다리가 바닥에서 뜨지 않도록 한다.

3. 견갑골을 안정화한 후 척추 신전을 시작한다.

4. 복부 근육과 대둔근, 햄스트링을 활성화하여 골반의 Neutral 상태를 유지한다.

02-③

BREAST STROKE PREPS
Hands Under Forehead

반복 횟수
3~5회

- **운동 목표**: 견갑골을 안정화한 상태에서 상부·중부 기립근의 힘으로 흉추를 신전하는 동안, 복부 근육의 연결성을 유지하여 골반을 안정화한다.
- **목표 근육**: 견갑골 후인 근육, 중부·상부 등의 척추기립근

- **시작 자세**: Prone / Neutral
  하지: 두 다리는 골반 넓이로 벌려 11자 정렬하고 발목을 Plantar flexion하여 길게 뻗는다(다리를 붙여 진행할 수 있다).
  상지: 팔꿈치가 양옆을 향하도록 넓게 접어 양손을 포개 이마 앞에 둔다. 견갑골을 Neutral로 유지한다.

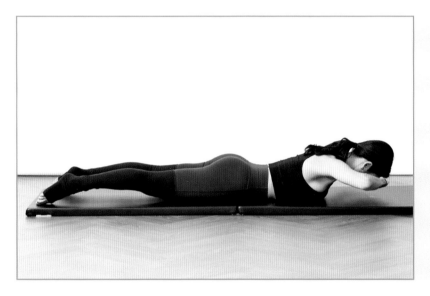

1

Inhale: 시작 자세를 유지한다.

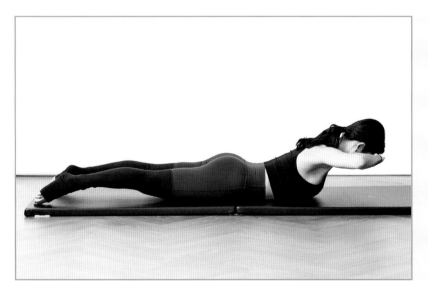

2

Exhale: 정수리를 길게 뻗어내는 느낌으로 경추부터 시작하여 흉추를 약간 신전한다.

▶① Hands by shoulder보다 가동 범위는 작다.

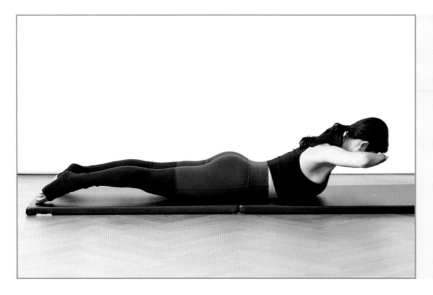

Inhale: 시작 자세를 유지한다.

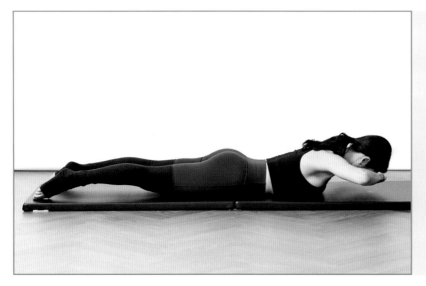

Exhale: 척추를 천천히 분절하여 가슴과 머리를 바닥으로 내려 시작 자세로 돌아간다.

● **변형 동작**

1. **Arc barrel에 엎드려 동작하기**
   요추의 신전을 방지한다.

2. **전상장골극 밑에 패드 받치기**
   골반의 전방 경사를 방지한다.

3. **한 번의 호흡으로 진행하기**
   Exhale: 흉추 신전 / Inhale: 척추를 분절하여 시작 자세로 돌아간다.

4. **Raised mat 사용하기**
   흉곽의 하단까지 매트 밖으로 빼서 준비한다. 운동의 범위는 Neutral까지만 진행한다.
   척추후만 체형이나 어깨가 말린 경우 적용할 수 있다.

5. **무릎 사이에 공, 쿠션 끼우기**
   고관절 내전근을 활성화하기 용이하다.

● **주의 사항**

1. 목이나 어깨에 과긴장이 들어가지 않도록 한다.

2. 요추가 신전되거나 다리가 바닥에서 뜨지 않도록 한다.

3. 견갑골을 안정화한 후 척추 신전을 시작한다.

4. 복부 근육과 대둔근, 햄스트링을 활성화하여 골반의 Neutral 상태를 유지한다.

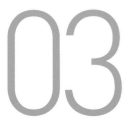

SHELL STRETCH

반복 횟수
5~10회

- **운동 목표**: 척추를 신전하는 운동을 진행한 후 등 근육을 늘려 긴장을 완화한다.
- **목표 근육**: 척추기립근 등

- **시작 자세**: 상체를 굴곡하여 허벅지 위로 엎드려 준비한다.
  하지: 무릎을 꿇고 엉덩이를 발뒤꿈치에 포개 앉는다.
  상지: 양팔을 몸통 옆에 편안하게 내려놓는다.

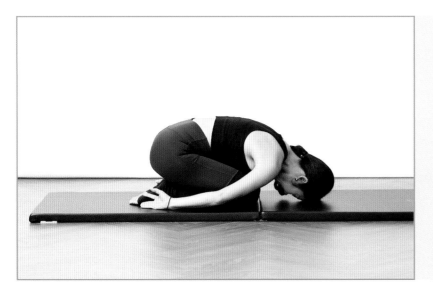

1

Inhale: 등쪽 흉곽을 확장하는 느낌으로 호흡을 마신다.

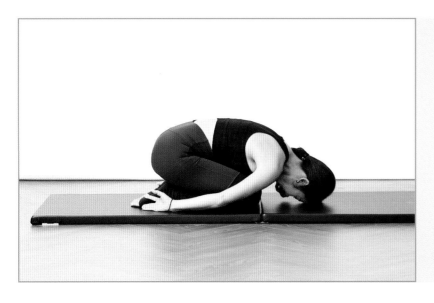

2

Exhale: 등 근육을 이완하며 끝까지 호흡을 뱉는다.

1. **누운 자세로 동작하기**
   누운 자세에서 두 다리를 가슴 앞으로 끌어안는다.

2. **Raised mat 사용하기**
   매트 끝에 앉아 상체를 앞으로 숙여 다리를 끌어안는다. 무릎이나 발목의 통증으로 무릎 꿇은 자세가 불편할 경우 적용할 수 있다.

등 근육을 이완하고, 어깨에 긴장이 발생하지 않도록 주의한다.

04 HUNDRED

반복 횟수
10SET
(총100회)

● **운동 목표**: 척추를 굴곡한 상태로 일정한 호흡 패턴을 유지하며 복부 지구력을 향상시킨다.

● **목표 근육**: 고관절 굴곡근, 대퇴사두근, 복직근, 복사근

● **시작 자세**: *Supine / Imprint*

하지: 두 다리를 모아 Tabletop하고 발목은 Plantar flexion한다.

상지: 양팔은 몸통 옆으로 내려놓고 손바닥은 바닥을 향한다.

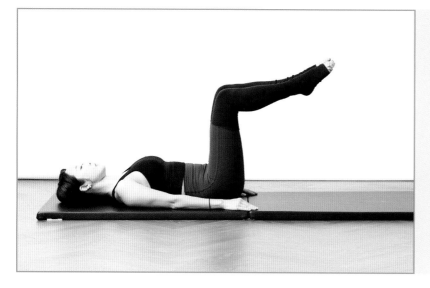

1

Inhale: 시작 자세를 유지한다.

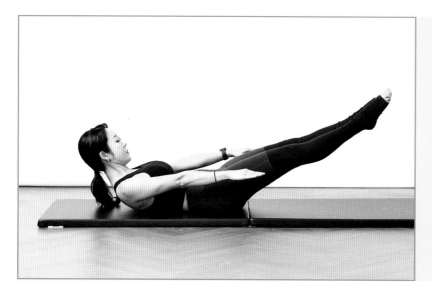

2

Exhale: 경추부터 시작하여 흉추를 굴곡, 견갑골의 하단까지 바닥에서 띄운다. 다리는 골반의 Imprint 상태를 유지할 수 있는 선에서 사선으로 뻗고, 팔은 어깨높이에서 발 방향으로 길게 뻗는다.

▶10세트 반복

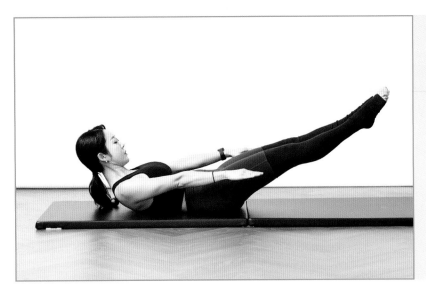

Inhale: 5카운트에 걸쳐, 양팔을 상하로 물장구치듯 짧게 움직인다.

Exhale: 5카운트에 걸쳐, 양팔을 상하로 물장구치듯 짧게 움직인다.

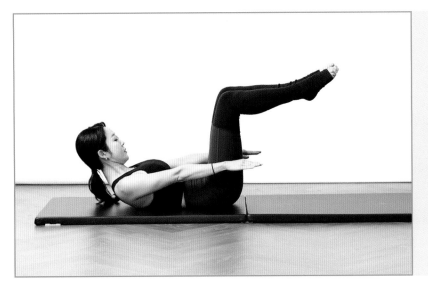

Inhale: 상지의 움직임을 멈추고, 무릎을 접어 Tabletop 자세를 만든다.

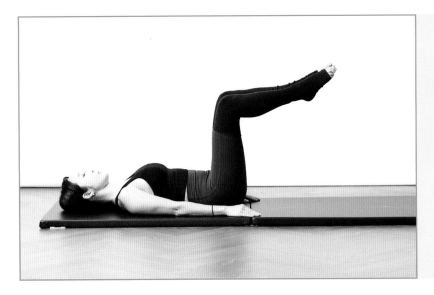

Exhale: 상체와 머리를 천천히 내려놓고 시작 자세로 돌아간다.

● 변형 동작

1. **팔 동작만 연습하기**
   머리와 발을 바닥에 내려놓고 진행한다.

2. **발은 바닥에 두고, 골반 Neutral로 동작하기**
   허리나 복부 근력이 약한 경우 적용할 수 있다.

3. **다리 Tabletop 자세로 동작하기**
   골반의 안정성이 부족한 경우 적용할 수 있다.

4. **스타카토 호흡으로 진행**

5. **무릎이나 발목에 Circle 끼우고 동작하기**
   무릎에 Circle을 끼운 경우 Tabletop 자세로, 발목에 Circle을 끼운 경우 다리를 곧게 펴고 동작한다. 하체가 견뎌야 하는 저항이 커진다.

6. **무릎 굽혔다 폈다 반복하기**
   Inhale에 다리를 Tabletop 자세로 바꿨다가, Exhale에 다시 무릎을 펴고 동작한다.
   협응력을 향상시키는 데 도움이 될 수 있다.

7. **머리를 바닥에 두고 동작하기**
   목 굽힘근이나 복부 근력이 약한 경우 적용한다. 다리는 Tabletop으로 두고, 한 손으로 머리를 받치고 진행할 수 있다.

8. **어깨 아래에 Arc barrel을 두고 동작하기**
   목의 긴장도를 낮추고 흉추를 굴곡하는 데 용이하다.

9. **발에 Flex band 걸기**
   양손으로 Band의 끝을 잡고 텐션을 유지한다. 상체가 견뎌야 하는 저항이 높아지고 골반의 안정화에 유리하다.

10. **발목이나 무릎 사이에 쿠션, 공 끼우기**
    고관절 내전근을 활성화할 수 있다.

● 주의 사항

1. 견갑골을 안정화하여 어깨에 과긴장이 발생하지 않도록 한다.

2. 동작을 진행하는 내내 골반의 Imprint를 유지해야 한다.

3. 팔의 움직임은 어깨 관절에서만 일어나야 한다. 팔꿈치는 고정한다.

4. 복직근이 과사용되어 복부 가운데가 볼록하게 튀어나오거나 상체를 과하게 들어 올리지 않도록 주의한다.

05 HALF ROLL BACK

- **운동 목표**: 척추의 굴곡 상태를 유지하며 Roll back하는 복부 근육의 사용을 인지한다.
- **목표 근육**: 복직근, 복사근, 고관절 굴곡근, 고관절 신전근

- **시작 자세**: Sitting
  상체를 굴곡하여 앞으로 숙인 상태로 준비한다.
  하지: 두 다리는 골반 넓이로 벌려 무릎을 세우고 발바닥을 매트에 붙인다(다리를 모으고 진행할 수 있다).
  상지: 양팔을 어깨높이에서 정면으로 뻗는다.

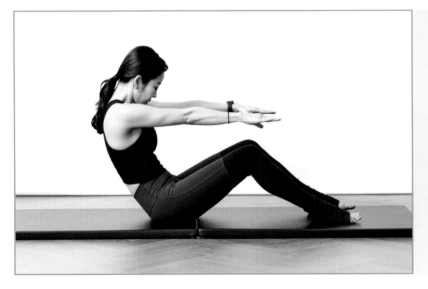

1

Inhale: 시작 자세를 유지한다.

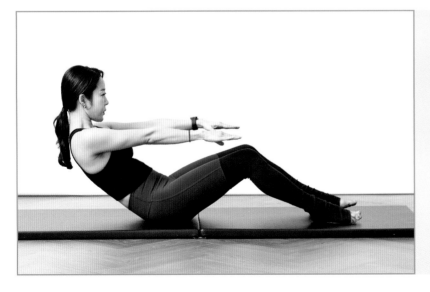

2

Exhale: 척추의 C자 곡선을 유지하며, 골반부터 뒤로 굴리듯 Roll back한다.

40

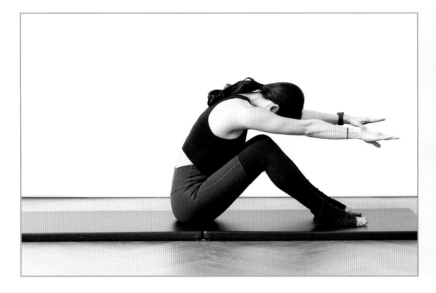

3

Inhale: 척추의 C자 곡선을 유지하며, 좌골 위에 체중이 실릴 때까지 상체를 허벅지 위로 숙여 Roll Forward한다.

● 변형 동작

1. **발에 Flex band 걸기**
   양손으로 Band의 끝을 잡고 상체의 무게를 지지한다.

2. **허벅지 사이에 Circle 끼우기**
   하체에 실리는 저항이 높아진다.

3. **발목이나 무릎 사이에 쿠션, 공 끼우기**
   고관절 내전근을 활성화할 수 있다.

● 주의 사항

1. 고관절 앞쪽을 여는 느낌으로 Roll back을 시작한다.
2. 상체를 앞으로 숙였을 때, 체중은 좌골에 실려 있어야 한다. 무게 중심을 더 앞으로 보내지 않도록 유의한다.
3. 복부 근육의 연결을 유지하여 척추를 굴곡 상태로 유지한다. 특히 Roll back을 진행할 때 척추의 굴곡을 유지할 수 있는 범위까지만 동작을 수행한다.
4. 동작 중 견갑골의 안정 상태를 유지한다.

06 ROLL UP

반복 횟수
5~8회

- **운동 목표**: 견갑골과 하지를 안정화한 상태에서 척추 전체를 분절, Roll up과 Roll down을 진행하며 복부 근육의 조절 능력을 향상시킨다.
- **목표 근육**: 복직근, 복사근, 고관절 굴곡근, 고관절 신전근

- **시작 자세**: Supine / Neutral
  하지: 두 다리는 골반 넓이로 벌리고, 발목은 Dorsi flexion한다(다리를 모으고 진행할 수 있다).
  상지: 양손은 어깨너비로 벌려 Pole을 잡고 정수리 방향으로 팔을 뻗어 올린다.

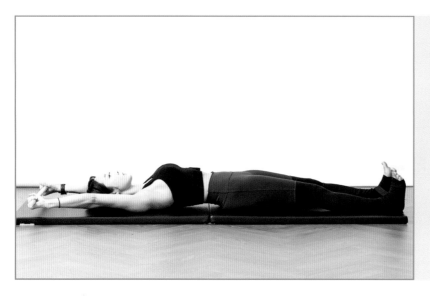

1

Inhale: 시작 자세에서 Pole을 천장 방향으로 보내며 견갑골을 안정화한다.

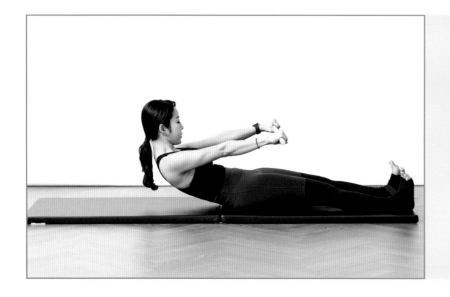

2

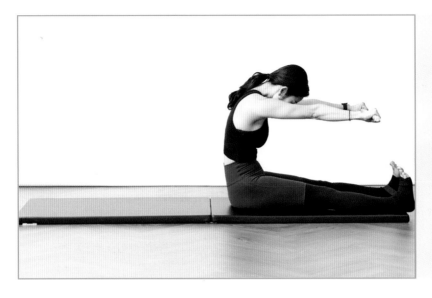

Exhale: 경추부터 시작하여 척
추를 분절, 상체를 굴곡하여 Roll
up한다. 골반이 바닥과 수직하
는 지점까지 척추의 C자 곡선을
유지하고, 팔은 어깨높이에서 정
면을 향해 뻗는다.

3

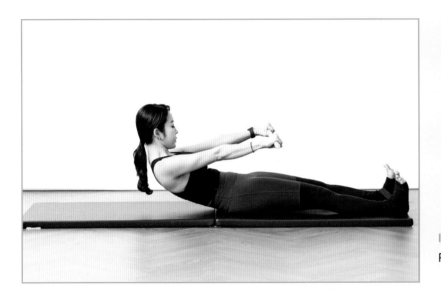

Inhale: 골반부터 뒤로 굴리듯
Roll down을 시작한다.

4

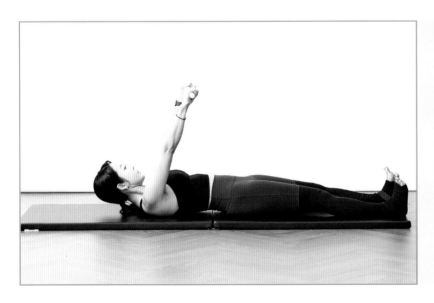

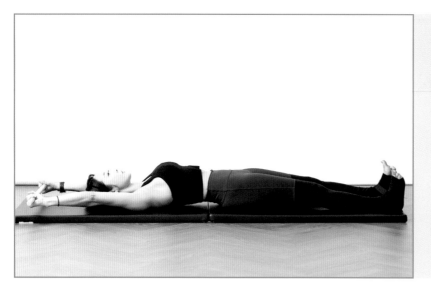

Exhale: 척추를 분절하여 상체를 천천히 바닥에 내리고 시작 자세로 돌아간다.

● 변형 동작

1. **무릎을 세우고 상체를 반만 Roll up하기**
   허리나 복부의 근력이 약한 경우, 흉추까지만 상체를 굴곡한다.

2. **다리를 편 상태에서 상체를 반만 Roll up하기**
   허리 근육이 약화되어 있으나 골반의 안정성을 찾을 수 있고, 흉추를 굴곡하는 힘의 강화가 필요한 경우에 적용한다.

3. **발목이나 무릎 사이에 쿠션, 공 끼우기**
   고관절 내전근을 활성화할 수 있다.

4. **무릎을 세우고 전체 동작하기**
   다리를 편 상태에서 Imprint를 할 수 없는 경우 적용한다.

5. **발에 Flex band 걸기**
   양손으로 Band의 끝을 잡고 상체의 무게를 지지한다. 척추의 분절을 인지하며 천천히 동작할 수 있다.

6. **팔을 귀 옆쪽에 두고 유지하며 동작하기**
   더 강한 복부의 근력을 요하며 난이도가 높아진다.

7. **손에 Circle을 잡고 동작하기**
   상체에 실리는 저항이 커지며 견갑골의 안정화에 유리하다.

● 주의 사항

1. 고관절 앞쪽을 열어내는 느낌으로 Roll back을 시작한다.

2. 골반의 Imprint 상태를 거쳐 Roll up과 Roll down을 진행해야 한다.

3. 상체를 앞으로 숙였을 때, 척추는 굴곡 상태를 유지하고 체중은 좌골에 실려 있어야 한다. 무게 중심을 더 앞으로 보내지 않도록 유의한다.

4. 동작 중 견갑골의 안정 상태를 유지한다.

5. 발뒤꿈치를 멀리 뻗어내는 느낌을 유지하여 다리가 바닥에서 뜨지 않도록 한다.

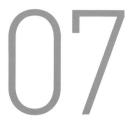

ONE LEG CIRCLE

반복 횟수
각 방향
5회

- **운동 목표**: 한쪽 다리의 고관절만 회전 시키는 비대칭적인 움직임을 진행하는 동안 골반의 안정성을 유지하며, 다리의 무게에 저항하고 움직임을 조절하는 고관절 굴곡근의 조절 능력을 향상 시킨다.

- **목표 근육**: 복사근, 다열근, 고관절 굴곡근, 외전근, 내전근
- **시작 자세**: Supine / Neutral
  하지: 한쪽 다리는 천장 방향으로 길게 뻗고 발목을 Plantar flexio한다.
  상지: 양팔은 몸통 옆에 내려놓고 손바닥은 아래쪽을 향한다.

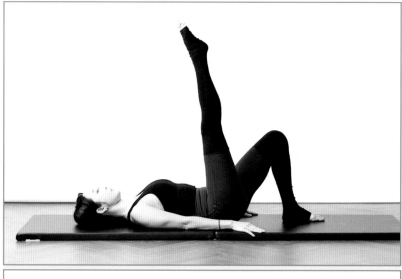

1

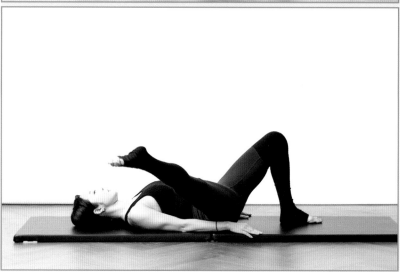

Inhale: 발끝으로 몸통의 중심선과 가까워지는 방향(안쪽)으로 반원을 그린다.

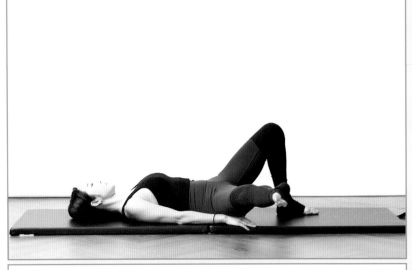

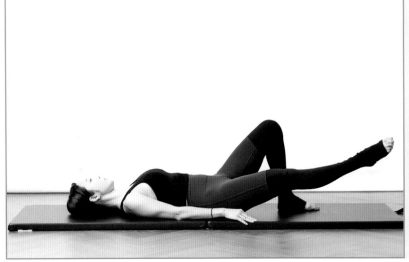

Exhale: 발끝으로 몸통의 중심선과 멀어지는 방향(바깥쪽)으로 반원을 그린다.

▶5회 반복 후 역방향으로 이어서 진행

● **주의 사항**

1. 골반이 회전하거나 한쪽으로 기울지 않도록 유의한다.
2. 골반의 안정성을 유지할 수 있는 범위에서 동작을 진행한다.
3. 동작 중 견갑골의 안정 상태를 유지한다.

1. **무릎을 구부리고 진행하기**
   바닥에 뻗은 다리의 무릎을 접어 세우고, 천장으로 뻗은 다리는 Tabletop 자세로 동작한다. 고관절 굴곡근이나 복부 근력이 약한 경우, 혹은 햄스트링이 타이트한 경우 적용할 수 있다.

2. **천장으로 뻗은 다리만 굽히고 동작하기**
   골반의 안정성은 유지할 수 있으나, 햄스트링이 타이트하거나 고관절 굴곡근에 불편감이 느껴지는 경우 적용한다.

3. **바닥으로 뻗은 다리만 굽히고 동작하기**
   햄스트링은 타이트하지만 고관절 굴곡근의 불편감은 없는 경우 적용한다.

4. **작고 빠르게 원그리기**
   몸통과 골반의 안정성을 유지하기 어려워 난이도가 높아진다.

5. **발에 Flex band 걸기**
   다리의 무게를 Band로 지지한다.

6. **허벅지에 Flex band 걸기**
   두 다리를 모두 굽힌 상태로 진행한다. 고관절 굴곡근의 긴장도를 낮추고 골반의 안정성을 높일 수 있다.

7. **가슴 앞에서 Circle 잡고 동작하기**
   몸통의 안정성을 유지하기 어려워지지만 견갑골을 안정화하는 데 유리하다.

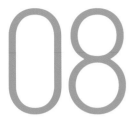

SPINE TWIST

반복 횟수
각 방향
3~5회

- **운동 목표**: 견갑골과 골반의 안정성을 유지하며 척추를 회전하여 가동성을 확보한다.
- **목표 근육**: 복사근, 복횡근, 견갑골 안정화 근육

- **시작 자세**: Sitting / Neutral
  하지: 두 다리는 11자로 모아서 정면으로 곧게 뻗고, 발목은 Dorsi flexion한다.
  상지: 양팔을 옆으로 길게 뻗되 팔이 몸통보다 뒤로 가지 않도록 한다. 손바닥은 바닥을 향한다.

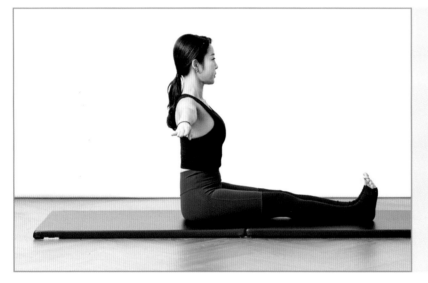

1

Inhale: 시작 자세를 유지한다.

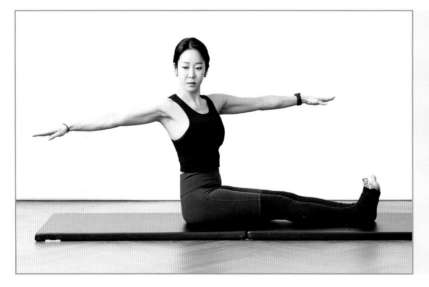

2

Exhale: 골반과 견갑골의 위치를 유지하며 가능한 범위까지 척추를 회전한 후 숨을 짧게 두 번 더 내쉬며 회전 범위를 증가시킨다.

▶호흡 사이사이에 힘을 살짝 풀며 척추의 신전감을 느낀다.

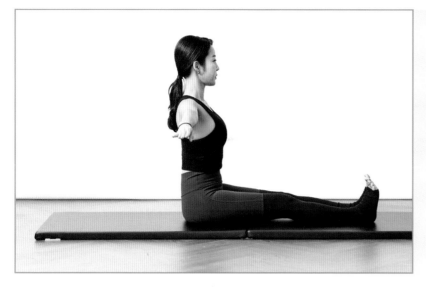

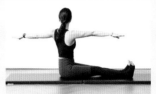

3

Inhale: 척추를 길게 세우며 시작 자세로 돌아간다.

▶반대 방향으로 이어서 반복

● 변형 동작

1. **엉덩이 밑에 쿠션을 받치거나 양반다리로 앉아 동작하기**
   허리 근육이나 햄스트링, 고관절 굴곡근이 타이트한 경우 적용할 수 있다.

2. **호흡을 반대로 진행하기**
   Inhale에 회전을 진행하여 척추의 신전감을 강조한다.

3. **회전 방향의 팔꿈치를 접으며 동작**
   중부 승모근과 하부 승모근의 사용을 강조하며, 척추가 회전하는 범위를 증가시킬 수 있다. 팔꿈치를 접으며 회전하고, 정면으로 돌아올 때는 양팔을 옆으로 길게 뻗는다.

4. **Rib cage 앞에 Circle 대고 지지**
   견갑의 안정화를 보조해 척추의 움직임을 분리하여 인지할 수 있다.

5. **Flex band 활용하기**
   Band를 깔고 앉아 한쪽 끝을 양손으로 잡고 진행하여 저항을 높인다.

6. **무릎 사이에 쿠션 끼우기**
   내전근을 활성화할 수 있다.

● 주의 사항

1. 척추가 과신전되지 않도록 복부의 연결을 유지한다.

2. 동작 중 견갑골의 안정 상태를 유지한다.

3. 반동을 이용하여 동작하지 않도록 주의한다.

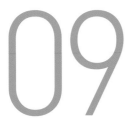

09 ROLLING LIKE A BALL

● **운동 목표**: 척추와 고관절의 굴곡 상태를 유지하는 복부 근육의 사용과 무게 중심을 이동하며 몸의 균형을 잡는 능력을 향상시킨다.

● **목표 근육**: 고관절 내전근, 복직근, 복사근

● **시작 자세**: Sitting / Imprint

상체를 굴곡하여 척추의 C자 곡선을 유지하며 체중을 좌골 약간 뒤에 실어 균형을 잡고 준비한다. 시선은 무릎 사이에 둔다.

하지: 두 다리를 모아 무릎을 접어 몸통 가까이 가져온 후 발끝을 매트에서 띄운다. 발목은 Plantar flexion으로 유지한다.

상지: 양손을 정강이, 혹은 무릎 뒤에 가볍게 올려놓는다.

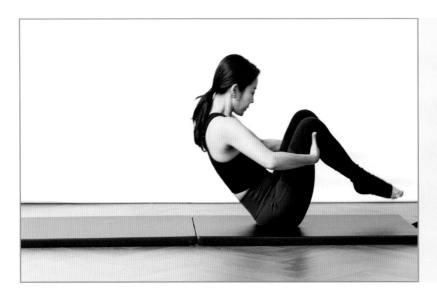

1

Inhale: 시작 자세를 유지하며 준비한다.

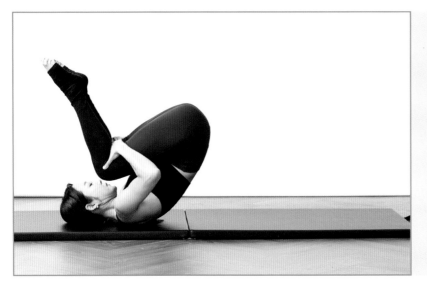

2

Inhale: 복부 힘으로 요추의 굴곡을 증가시켜 공이 굴러가듯 Roll back한다. 견갑골까지만 바닥에 가볍게 닿는다.

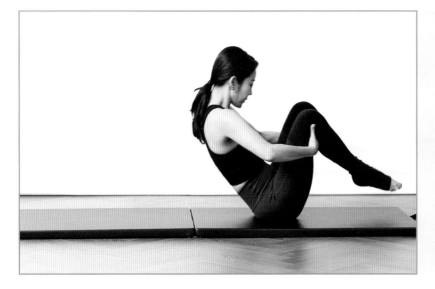

Exhale: 척추의 굴곡 상태를 유지하며 복부의 힘으로 빠르게 Roll up하여 시작 자세로 돌아간다.

● 변형 동작

1. **발을 매트에 붙이고 진행하기**
   무릎을 접어 세우고 척추와 골반을 Neutral로 앉은 자세에서 골반부터 뒤로 굴리듯 아래쪽 척추를 굴곡하는 연습을 진행한다.

2. **발을 매트에서 띄우고 연습하기**
   본동작과 같은 시작 자세에서 골반을 뒤로 굴리듯 척추의 C자 곡선을 만들고 다시 시작 자세로 돌아간다. 복부의 힘으로 균형을 잡는 감각을 익힐 수 있다.

3. **호흡을 반대로 진행하기**
   Inhale에 어깨와 가슴이 들려 Roll back이 힘든 경우에 적용할 수 있다.

4. **양손에 Circle 잡고 동작하기**
   상체에 실리는 저항이 증가하나 견갑골의 바른 정렬을 인지하기 용이하다.

5. **무릎 사이에 쿠션이나 공 끼우기**
   다리를 붙이고 진행할 때 고관절 굴곡근에 불편감이 발생하는 경우 적용한다.

● 주의 사항

1. 복부가 편평한 상태를 유지하도록 복부 근육의 연결성을 유지한다.

2. 복부의 힘으로 요추를 굴곡하여 Roll back을 시작한다. 머리나 어깨를 뒤로 기대 넘어가지 않도록 주의한다.

3. Roll up 시에 다리를 차는 힘으로 올라오지 않도록 주의하고, 복부 근육의 힘을 이용한다.

4. 경추를 과하게 굴곡하지 않도록 주의하되, 척추 전체의 C자 곡선을 동작 내내 유지한다.

5. Roll back 시에 머리가 바닥에 닿지 않는다. 윗등까지만 바닥에 닿고 바로 Roll up할 수 있도록 한다.

6. 고관절 굴곡근의 불편감이 발생하지 않도록 전상장골극과 대퇴골의 거리를 유지한다.

7. 척추의 가운데를 타고 내려가듯 동작을 수행해야 한다. 몸이 한쪽으로 치우치지 않도록 주의한다.

8. 동작 중 견갑골의 안정 상태를 유지한다.

10 SINGLE LEG STRETCH

반복 횟수
8~10회

● **운동 목표**: 척추의 굴곡 상태를 유지하는 복부 근육의 지구력을 강화하며, 동시에 상지와 하지를 교차하는 움직임을 통해 신체 협응력을 향상시킨다.

● **목표 근육**: 복직근, 복사근, 고관절 굴곡근

● **시작 자세**: Supine / Imprint
상체를 굴곡하여 윗등까지 바닥에서 띄운 상태로 준비한다.
하지: 두 다리를 모아 Tabletop 자세를 취한다.
상지: 양손 끝을 종아리 옆에 가볍게 올려둔다.

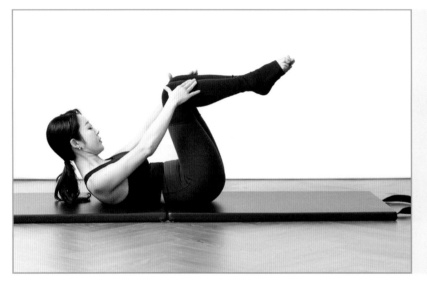

1

Inhale: 시작 자세를 유지한다.

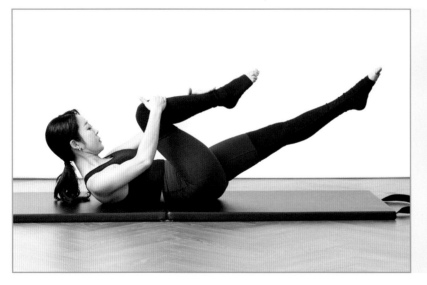

2

Exhale: 한쪽 다리는 사선 방향으로 뻗고(골반의 Imprint를 유지할 수 있는 높이까지) 무릎을 접은 다리의 무릎과 바깥쪽 복숭아뼈를 손끝으로 가볍게 터치한다.

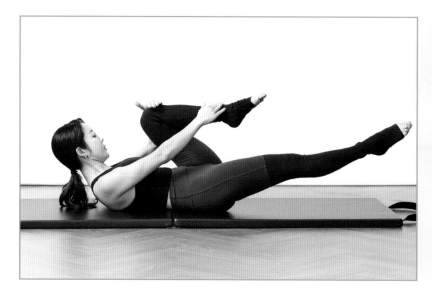

Inhale: 다리와 손의 위치를 교차하기 시작한다.
Exhale: 반대쪽 다리를 사선 방향으로 뻗고 손의 위치도 반대쪽 다리로 완전히 옮긴다.

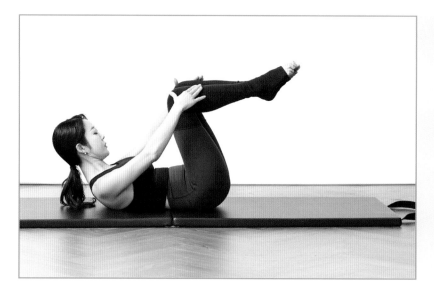

Inhale: 시작 자세로 돌아간다.

● 변형 동작

1. **머리를 내려놓고 팔, 다리만 연습하기**
   상지와 하지의 협응 능력을 키운다.

2. **한 호흡으로 진행하기**
   동작의 속도를 높여 한 번의 호흡에 양쪽 다리의 동작을 모두 진행한다.

3. **무릎의 굴곡을 90도로 제한하기**
   무릎을 접어 몸쪽으로 당겨올 때 90도까지만 굽힌다. 더 강한 복부 근력을 요한다.

4. **손에 Circle 잡고 동작하기**
   상체에 실리는 저항이 증가하나 견갑골의 바른 정렬을 인지하기 용이하다.

5. **어깨 아래에 Arc barrel 받치기**
   흉추의 굴곡을 보조하여 목의 긴장을 낮출 수 있다.

6. **Spine supporter 사용하기**
   복부와 목 굽힘근이 약한 경우 적용할 수 있다.

7. **손으로 머리를 받치고 동작하기**
   목의 긴장을 낮출 수 있으나, 더 강한 복부 근력을 요한다.

● 주의 사항

1. 복부가 편평한 상태를 유지하도록 복부 근육의 연결성을 유지한다.

2. 고관절 굴곡근의 불편감이 발생하지 않도록 가동 범위를 조절한다.

3. 동작 중 견갑골의 안정 상태를 유지하여 목에 과긴장이 발생하지 않도록 한다.

11 OBLIQUES

반복 횟수
8~10회

- **운동 목표**: 척추의 굴곡 상태를 유지하는 복부 근육의 지구력을 강화하며, 척추의 회전과 동시에 하지의 굴곡과 신전을 반복하며 신체 협응력을 향상시킬 수 있다.

- **목표 근육**: 복직근, 복사근, 고관절 굴곡근
- **시작 자세**: Supine / Imprint
  상체를 굴곡하여 윗등까지 바닥에서 띄운 상태로 준비한다.
  하지: 두 다리를 모아 Tabletop 자세를 취한다.
  상지: 팔꿈치를 굽혀 양손으로 머리를 받친다.

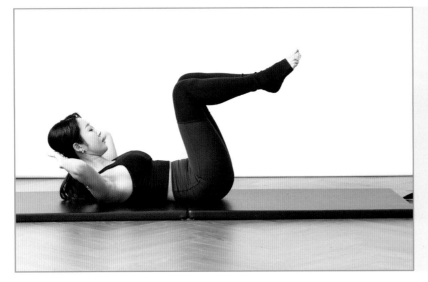

1

Inhale: 시작 자세를 유지한다.

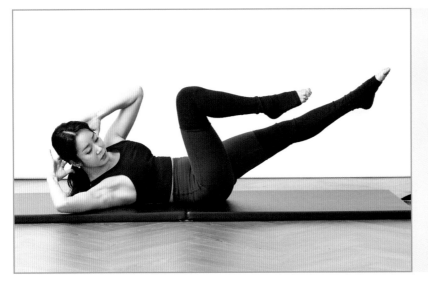

2

Exhale: 한쪽 다리를 사선 방향으로 뻗으며(골반의 Imprint를 유지할 수 있는 높이까지) 상체는 구부린 다리의 무릎을 향해 회전한다.

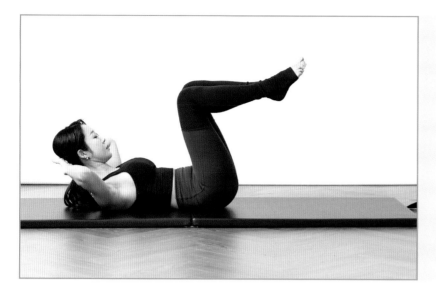

3

Inhale: 두 다리를 Tabletop하고, 상체도 정면으로 돌아간다.

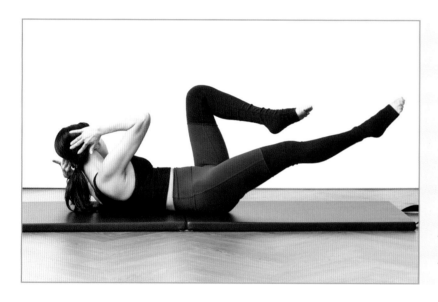

4

Exhale: 반대쪽 다리를 사선 방향으로 뻗으며 상체도 반대 방향으로 회전한다.

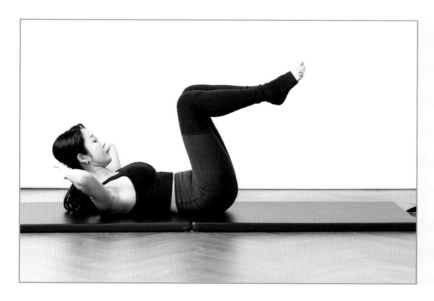

5

Inhale: 두 다리를 Tabletop하고, 상체도 정면으로 돌아간다.

1. **발을 매트에 내려놓고 한쪽 팔꿈치를 매트에 붙여 동작하기**
   골반은 Neutral 상태로 동작을 진행한다. 복부의 근력이 부족한 경우 적용할 수 있다.

2. **다리 Tabletop 자세로 동작하기**
   신체 협응이 원활하지 않은 경우 다리를 뻗는 동작을 생략한다.

3. **한 호흡으로 진행하기**
   동작의 속도를 높여 한 번의 호흡에 양쪽 다리의 동작을 모두 진행한다. 몸통의 안정성을 유지하기 어려워진다.

4. **무릎의 굴곡을 90도로 제한하기**
   무릎을 접어 몸쪽으로 당겨올 때 90도까지만 굽힌다. 더 강한 복부 근력을 요한다.

5. **손에 Circle 잡고 동작하기**
   상체에 실리는 저항이 증가하나 견갑골의 바른 정렬을 인지하기 용이하다.

6. **어깨 아래에 Arc barrel 받치기**
   흉추의 굴곡을 보조하여 목의 긴장을 낮출 수 있다.

7. **Spine supporter 사용하기**
   복부와 목 굽힘근이 약한 경우 적용할 수 있다.

1. 복부가 편평한 상태를 유지하도록 복부 근육의 연결성을 유지한다.

2. 고관절 굴곡근의 불편감이 발생하지 않도록 가동 범위를 조절한다.

3. 견갑골을 안정화할 수 있도록 팔꿈치를 넓게 벌리고 동작한다.

4. 상체를 굴곡한 상태에서 회전할 때 머리와 목을 밀지 않고 복사근의 힘을 이용한다.

12 DOUBLE LEG STRETCH

반복 횟수
5~10회

● **운동 목표**: 몸의 Lever가 길어져 복부가 견뎌야 하는 하중이 늘어나는 동안에도 척추의 굴곡 상태를 유지하는 복부 근육의 지구력을 강화한다. 동시에 상지와 하지의 굴곡, 신전, 회전 움직임을 조합하는 신체 협응력을 향상시킬 수 있다.

● **목표 근육**: 복직근, 복사근, 고관절 굴곡근
● **시작 자세**: Supine / Imprint
상체를 굴곡하여 윗등까지 바닥에서 띄운 상태로 준비한다.
하지: 두 다리를 모아 Tabletop 자세를 취한다.
상지: 양팔을 뻗어 손끝을 종아리 옆에 가볍게 올려둔다.

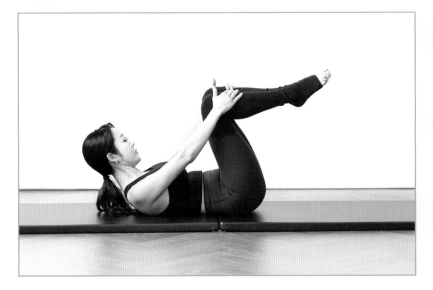

1

Inhale: 시작 자세를 유지한다.

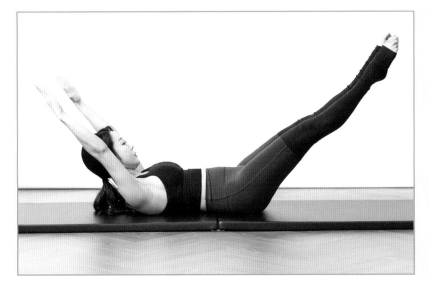

2

Exhale: 양손을 정수리 방향으로 길게 뻗고, 두 다리는 사선 방향으로 뻗는다(골반의 Imprint를 유지할 수 있는 높이까지).

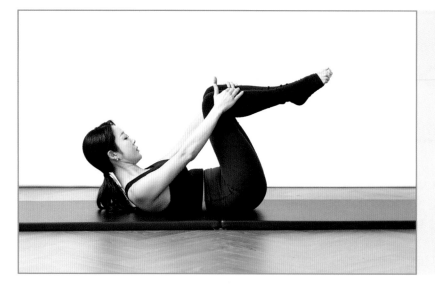

Inhale: 다리는 무릎을 접어 Tabletop을 만들고, 양팔은 바깥쪽으로 원을 그려 제자리로 돌아간다.

● **변형 동작**

1. **발을 매트에 내려놓고 동작하기**
   골반은 Neutral 상태로 동작을 진행한다. 복부의 근력이 부족한 경우 적용할 수 있다.

2. **호흡을 반대로 동작하기**
   Inhale에 팔, 다리를 뻗어 몸통의 안정성을 유지하기 어려워진다.

3. **발목 사이에 Circle 끼우기**
   하체가 버텨야 하는 저항이 늘어난다.

4. **어깨 아래에 Arc barrel 받치기**
   흉추의 굴곡을 보조하여 목의 긴장을 낮출 수 있다.

5. **Spine supporter 사용하기**
   복부와 목 굽힘근이 약한 경우 적용할 수 있다.

6. **발목, 무릎 사이에 공이나 쿠션 끼우기**
   고관절 내전근을 활성화할 수 있다.

7. **발에 Flex band 걸기**
   Band로 하체의 무게를 지지한다. 팔을 뻗어 올리는 동작은 생략할 수 있다.

● **주의 사항**

1. 복부가 편평한 상태를 유지하도록 복부 근육의 연결성을 유지한다.

2. 팔을 펴 올릴 때, 흉추의 굴곡 상태를 유지할 수 있는 높이까지만 뻗어낸다.

3. 동작을 진행하는 동안 견갑골을 안정화한다.

13 SCISSORS

● **운동 목표**: 상체의 굴곡 상태를 유지하는 복부 근육의 지구력을 강화하고, 고관절의 굴곡과 신전을 교차 반복하는 동안 골반과 몸통의 안정성을 유지한다.

● **목표 근육**: 복직근, 복사근, 고관절 굴곡근

● **시작 자세**: Supine / Imprint
상체를 굴곡하여 윗등까지 바닥에서 띄운 상태로 준비한다.
하지: 두 다리를 모아 발끝이 천장을 향하도록 길게 뻗고, 발목은 Plantar flexion한다.
상지: 양팔을 뻗어 손끝을 종아리 옆에 가볍게 올려둔다.

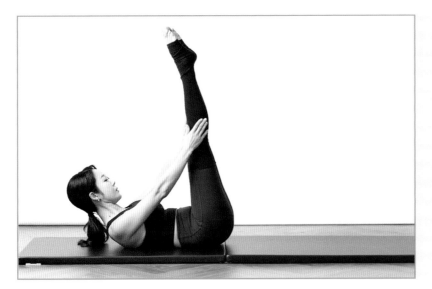

1

Inhale: 시작 자세를 유지한다.

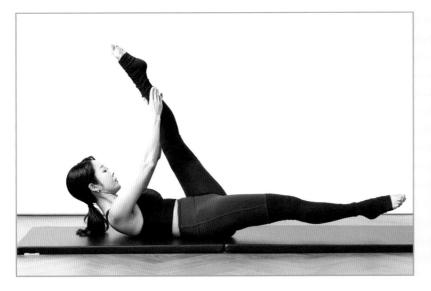

2

Exhale: 한쪽 다리는 바닥을 향해 뻗어내리고(골반의 Imprint를 유지할 수 있는 높이까지) 반대쪽 다리는 양손으로 종아리 뒤쪽을 잡아 몸통 가까이 당겨온다. 호흡을 짧게 한 번 더 뱉으며 가동 범위를 살짝 더 늘려낸다.
Inhale: 팔, 다리의 위치를 교차한다.

59

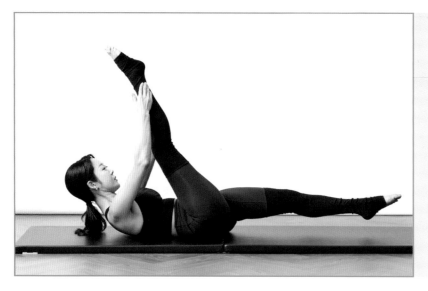

Exhale: 반대쪽 다리를 양손으로 잡아 몸쪽으로 당기고, 짧게 호흡을 한 번 더 뱉으며 가동 범위를 살짝 더 늘려낸다.

▶8~10회 교차 반복

Inhale: 두 다리를 모아 발끝이 천장을 향하도록 길게 뻗는다

Exhale: 천천히 상체와 머리를 바닥으로 내려 동작을 마무리한다.

● 변형 동작

1. **무릎을 약간 굽히고 동작하기**
   햄스트링이 타이트한 경우 적용한다.

2. **양팔을 엉덩이 옆으로 뻗고 동작하기**
   몸통의 안정성을 유지하기 어려워진다.

3. **골반을 Arc barrel에 받치고 동작하기**
   복부를 강화하기 위한 연습을 진행할 수 있다. 고관절 신전근의 가동 범위가 커진다.

4. **어깨 아래에 Arc barrel 받치기**
   흉추의 굴곡을 보조하여 목의 긴장을 낮출 수 있다.

5. **Spine supporter 사용하기**
   복부와 목 굽힘근이 약한 경우 적용할 수 있다.

6. **가슴 앞에 Circle 잡고 동작하기**
   상체에 실리는 저항이 늘어나지만 견갑골의 안정화를 인지하는 데 유리하다.

7. **한쪽 발에 Flex band 걸기**
   Band를 건 다리와 같은 쪽 손으로 Band를 잡는다. 다리를 뻗어내릴 때 팔꿈치를 굽혀 Biceps curl을 진행한다.

8. **두 다리 외회전하여 동작하기**
   고관절 외회전근을 활성화할 수 있다.

● 주의 사항

1. 복부가 편평한 상태를 유지하도록 복부 근육의 연결성을 유지한다.

2. Exhale할 때, 2카운트에 걸쳐 두 다리가 서로 더 멀어지도록 다리를 강하게 뻗는다. 이때 반동을 사용하여 튕기듯 동작하지 않는다.

3. 골반이 회전하거나 한쪽으로 기울지 않도록 주의한다.

14 SHOULDER BRIDGE

● **운동 목표**: 한쪽 다리가 고관절의 신전과 굴곡을 반복하는 동안, 반대쪽 다리는 고관절 신전 상태로 체중을 지지하여 고관절 신전근의 지구력을 향상시킬 수 있다. 한쪽 다리는 Close kinetic chain으로 바닥을 지지하고, 반대쪽 다리는 Open kinetic chain으로 운동하는 비대칭적인 움직임을 진행하는 동안 골반과 몸통의 안정성을 유지해야 한다.

● **목표 근육**: 복사근, 다열근, 고관절 신전근, 고관절 굴곡근

● **시작 자세**: Supine / Neutral

하지: 두 다리는 골반 넓이로 벌려 무릎을 접어 세운다.

상지: 양팔은 몸통 옆에 내려두고 손바닥은 바닥을 향한다.

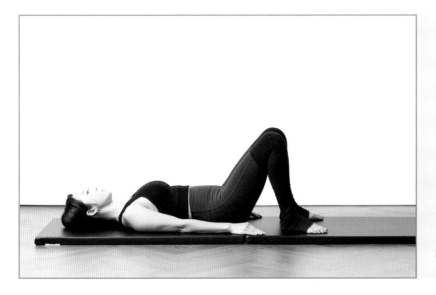

1

Inhale: 시작 자세를 유지한다.

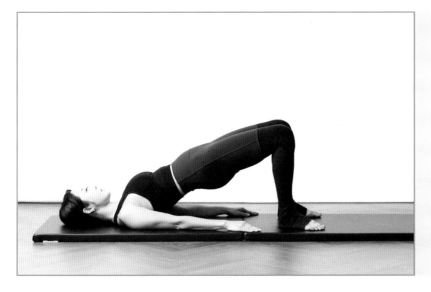

2

Exhale: 골반을 천장 방향으로 들어 올려 어깨로 체중을 지지한다. 어깨부터 무릎까지 사선으로 일직선의 형태를 이룬다.

61

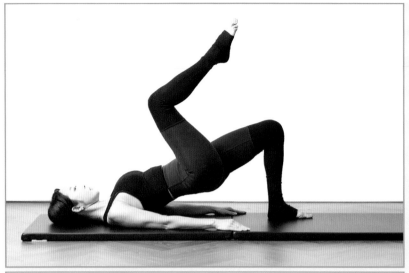

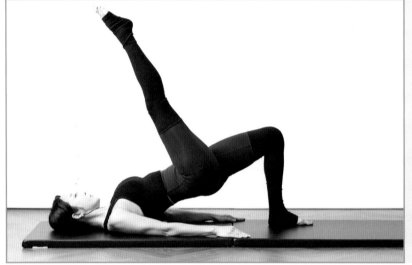

Inhale: 한쪽 다리만 Tabletop
자세를 거쳐 발끝이 천장을 향하
도록 무릎을 곧게 편다.

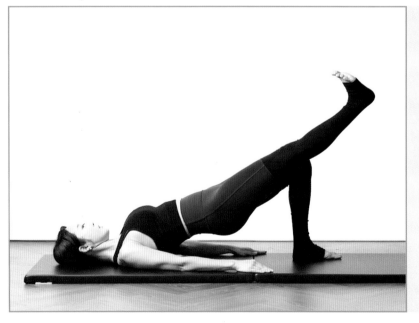

Exhale: 천장을 향해 뻗은 다리
의 발목을 Dorsi flexion하고, 두
다리의 허벅지가 같은 높이에 위
치할 수 있도록 아래로 내린다.
Inhale: 발목을 Plantar flexion
으로 바꾸고 발끝이 천장을 향하
도록 다리를 들어 올린다.

▶다리 올렸다 내리기 3회 반복

Inhale: 반대쪽 다리를 들어 올
려 같은 동작을 반복한다.

▶두 다리를 번갈아가며 2~3회 반복

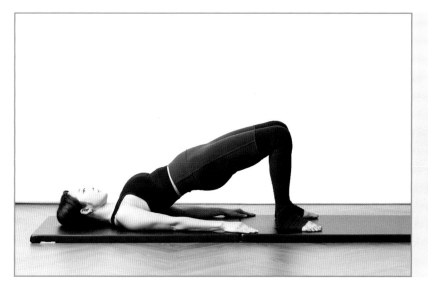

Exhale: 천장 방향으로 뻗었던 다리의 무릎을 굽혀 발을 매트에 내려놓는다.
Inhale: 두 발로 바닥을 지지하고, 골반을 들어 올린 Bridge 자세를 유지한다.

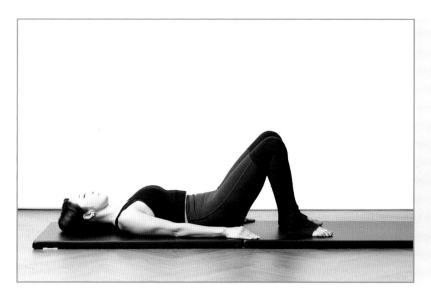

Exhale: 윗등부터 분절하여 골반을 매트에 내려놓고 시작 자세로 돌아간다.

● **변형 동작**

1. **Prep1. 골반만 올렸다 내리기**
   Inhale: 준비 / Exhale: 골반을 들어 올린다. / Inhale: 유지 / Exhale: 골반을 내려놓고 시작 자세로 돌아간다.

2. **Prep2. 한쪽 발끝만 매트에서 띄우기**
   다리를 들어 올려 뻗지 않고, 발끝만 매트에서 띄워 올리는 연습을 진행한다.

3. **무릎 사이에 Circle 끼우기**
   하체에 실리는 저항이 강해진다.
   Inhale: 준비 / Exhale: 골반을 들어 올리고 Circle을 조인다. / Inhale: Circle을 조였던 내전근의 힘을 푼다. / Exhale: 3카운트에 걸쳐 다시 Circle을 조인다. / Inhale: Circle을 조였던 내전근의 힘을 푼다. / Exhale: 골반을 매트에 내려놓고 시작 자세로 돌아간다.

4. **Arc barrel에 골반 받치고 동작하기**
   골반을 Imprint한 상태로 동작을 인지하는 데 도움을 줄 수 있다.

● **주의 사항**

1. 체중이 경추에 실리지 않도록 주의한다.
2. 요추가 과신전되거나 골반이 회전하지 않도록 복사근의 연결을 유지한다.
3. 고관절이 완전히 신전된 상태를 유지할 수 있도록 대둔근과 햄스트링의 활성화 상태를 유지한다.
4. 동작을 진행하는 내내 골반의 높이와 중립 상태를 유지해야 한다.

15 ROLL OVER

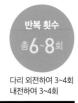
- **운동 목표**: 척추를 분절하는 복부 근육의 조절 능력과 하지의 무게를 버티며 움직임을 조절하는 고관절 굴곡근의 조절 능력을 향상시킨다.
- **목표 근육**: 복직근, 복사근, 고관절 굴곡근

- **시작 자세**: Supine / Imprint
  하지: 두 다리를 모아 사선 방향으로 곧게 뻗는다(골반의 Imprint 상태를 유지할 수 있는 높이까지).
  상지: 양팔을 몸통 옆에 내려두고 손바닥은 바닥을 향한다.

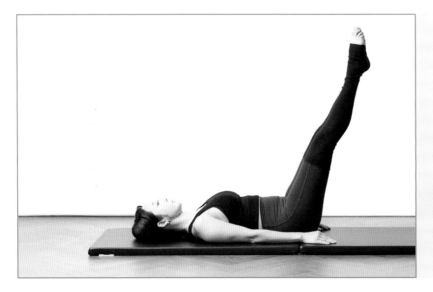

1

Inhale: 발끝이 천장을 향하도록 고관절을 굴곡하여 다리를 들어 올린다.

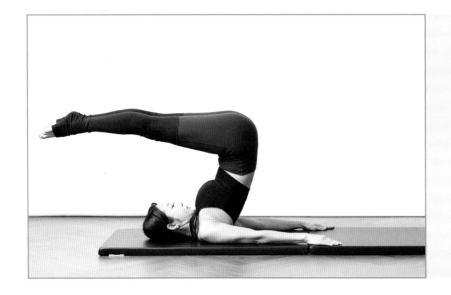

2

64

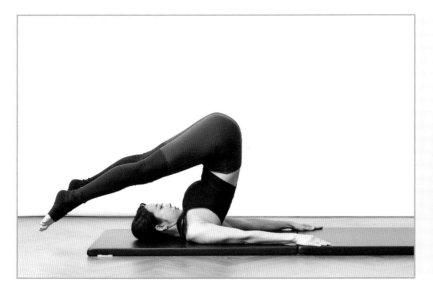

Exhale: 꼬리부터 말아내듯 척추를 분절하여 굴곡한다. 두 다리를 머리 위로 넘겨 발끝으로 매트를 터치한다(발끝이 매트에 닿지 않는 경우 다리와 바닥이 평행하도록 둔다). 견갑골 하단으로 체중을 지지한다.

3

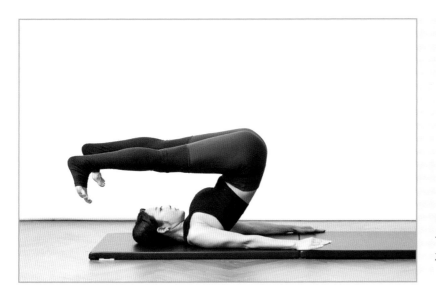

Inhale: 두 다리와 바닥이 평행을 이루도록 들어 올려 어깨너비까지 외전한다.

4

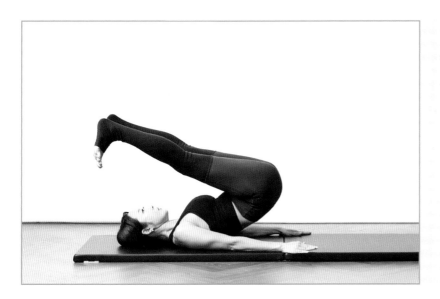

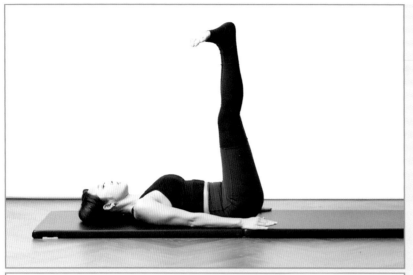

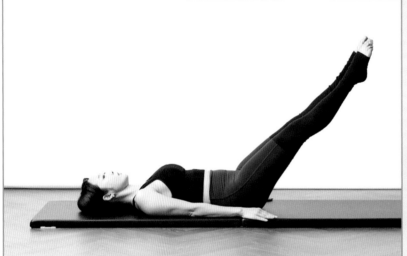

Exhale: 윗등부터 분절하여 척추를 마디마디 매트 위로 내리고, Imprint 상태를 이루면 다리를 다시 사선 방향으로 뻗은 후 내전하여 모은다.

▶이어서 다리를 외전한 상태로 Roll over 반복

● 변형 동작

1. Prep1. 무릎을 구부리고 발목을 꼬아서 동작하기
   동작 전체를 수행하지 않고, 요추를 굴곡하여 허리 위까지만 매트에서 띄우는 연습을 진행한다.

2. Arc barrel에 골반 지지하고 동작하기
   운동 범위가 줄어들어 복부 근력이 부족한 경우 적용할 수 있다.

3. Arc barrel에 골반 지지하고 다리만 올렸다 내리기
   하복부와 고관절 굴곡근을 강화하는 연습을 진행한다.

4. 두 다리 외회전으로 동작하기
   고관절 외회전근을 활성화할 수 있다.

5. Roll down 시에 발목을 Dorsi flexion하기
   햄스트링을 활성화할 수 있지만 신경에 자극이 될 경우 적용하지 않는다.

6. 발목이나 무릎 사이에 공, 쿠션 끼우기
   내전근을 활성화할 수 있다.

● 주의 사항

1. 체중이 경추에 실리지 않도록 주의한다.
2. 다리를 머리 위로 넘길 때 반동을 사용하지 않고 척추를 분절, 굴곡하는 복부의 힘을 이용한다.
3. 동작 중 견갑골의 안정화를 유지하며, 특히 Roll down할 때 견갑골이 전인되지 않도록 유의한다.
4. 다리를 바닥과 평행하도록 들어 올릴 때 고관절에서 움직임을 만들어야 한다. 경추로 체중이 넘어가지 않도록 주의한다.

16 HEEL SQUEEZE PRONE

반복 횟수
8~10회

- **운동 목표**: 고관절 외회전근의 등척성 운동을 진행하며, 동시에 고관절 신전근을 강화할 수 있다.
- **목표 근육**: 대둔근, 햄스트링, 고관절 외회전근

- **시작 자세**: Prone / Neutral
  엎드린 자세에서 배꼽을 바닥에서 띄운 상태로 준비한다.
  하지: 두 다리를 외회전하여 무릎을 90도로 접어 골반 넓이로 벌린다. 양발의 뒤꿈치를 붙인 상태에서 발목을 Dorsi flexion한다.
  상지: 팔꿈치가 양옆을 바라보도록 넓게 접어 손등을 포개 이마 앞에 댄다.

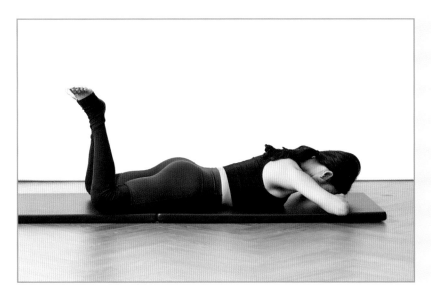

1

Inhale: 시작 자세를 유지한다.

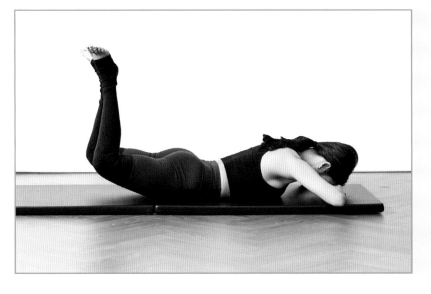

2

Exhale: 발뒤꿈치끼리 힘주어 조여내고 발바닥이 천장을 향하도록 들어 올려 허벅지 앞쪽을 매트에서 띄워 올린다.

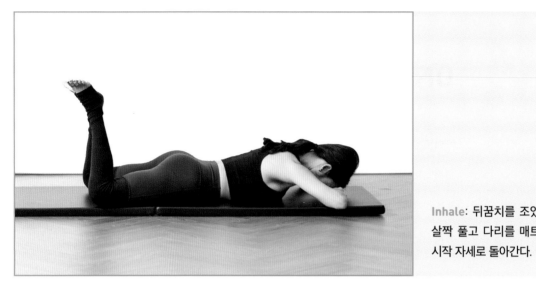

Inhale: 뒤꿈치를 조였던 힘을
살짝 풀고 다리를 매트에 내려
시작 자세로 돌아간다.

● 변형 동작

1. **발목 사이에 Circle 끼우기**
   하체에 실리는 저항이 커진다.
2. **전상장골극 앞에 패드 대기**
   골반의 전방 경사를 방지한다.

● 주의 사항

1. 요추가 과신전되거나 골반이 전방 경
   사되지 않도록 주의한다.
2. 상승모근의 과긴장을 피한다.

17 ONE LEG KICK

반복 횟수
5~8회

● **운동 목표**: 두 무릎을 번갈아 굴곡하는 비대칭적인 움직임을 진행하는 동안 골반과 몸통, 견갑골을 안정화한다.

● **목표 근육**: 고관절 신전근, 햄스트링, 전거근

● **시작 자세**: Prone / Neutral

엎드린 자세에서 다리는 매트에 붙이고, 팔꿈치로 바닥을 지지하여 상체는 바닥에서 띄운 상태로 준비한다. 정수리부터 꼬리뼈까지 사선 일직선의 형태를 이룬다(전상장골극은 바닥에서 띄우되, 치골은 바닥에 붙인다).

하지: 두 다리는 붙인 상태에서 곧게 뻗고, 발목은 Plantar flexion한다.

상지: 팔꿈치를 굽혀 어깨와 수직을 이루는 위치에서 바닥을 지지한다.

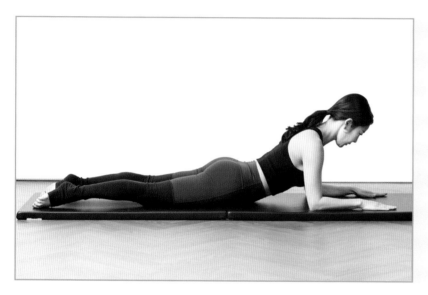

1

Inhale: 시작 자세를 유지한다.

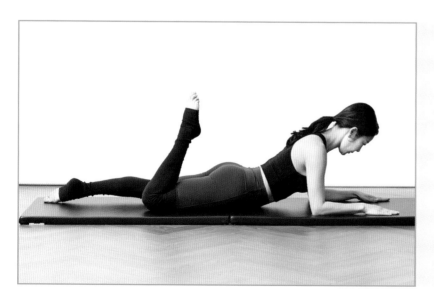

2

Exhale: 골반과 척추를 중립으로 유지할 수 있는 선까지 한쪽 무릎을 굽힌다.

69

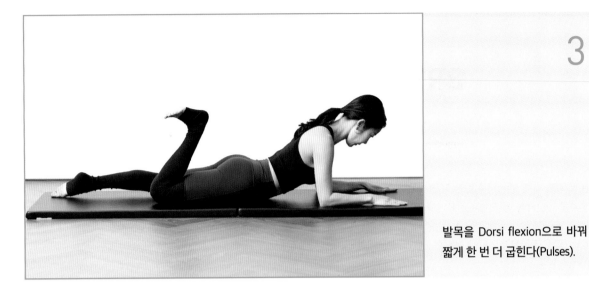

3

발목을 Dorsi flexion으로 바꿔
짧게 한 번 더 굽힌다(Pulses).

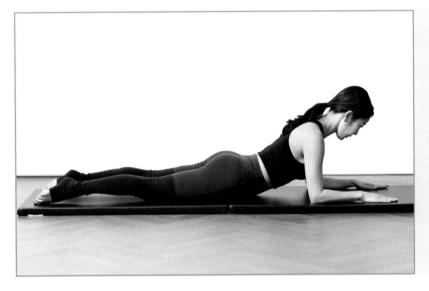

4

Inhale: 무릎을 펴 시작 자세로
돌아간다.

▶반대쪽 다리로 이어서 반복

● 변형 동작

1. Prep.1
   상체를 완전히 바닥으로 내리고 손등을 포개 이마 앞에 대고 동작한다.

2. Pulses 빼고 동작하기
   양쪽 무릎을 번갈아 천천히 굽혔다 펴기를 반복한다.

● 주의 사항

1. 골반의 전방 경사를 방지하기 위해 복
   부와 둔근, 햄스트링의 연결을 유지하
   여 치골을 바닥으로 누르는 듯한 힘을
   사용해야 한다.

2. 견갑골의 안정성을 유지하며 어깨의
   과긴장을 피한다.

18 BREAST STROKE

- **운동 목표**: 어깨 관절의 회전과 동시에 흉추를 신전하며 상부, 중부 등의 근육을 강화하며 신체 협응력을 향상시킨다. 견갑골과 하지를 안정된 상태로 유지해야 한다.

- **목표 근육**: 고관절 신전근, 척추기립근
- **시작 자세**: Prone / Neutral

  하지: 두 다리는 골반 넓이로 벌려 11자 정렬하고 발목을 Plantar flexion하여 길게 뻗는다(다리를 붙여 진행할 수 있다).

  상지: W모양으로 팔꿈치를 굽혀 양손을 어깨 옆에 둔다. 손바닥은 바닥쪽을 향한다.

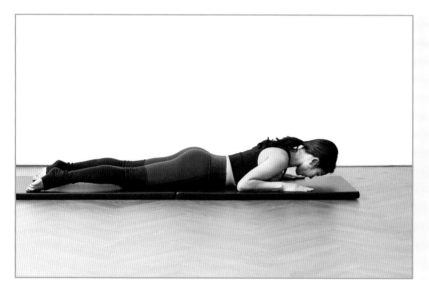

1

Inhale: 시작 자세를 유지한다.

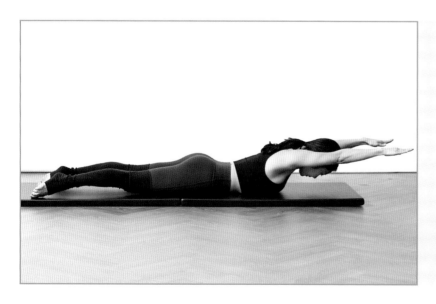

2

Exhale: 상체를 바닥에서 살짝 띄운 상태에서(hovering) 양팔을 정수리 방향으로 길게 뻗는다.

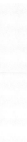

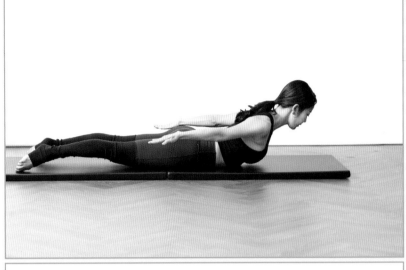

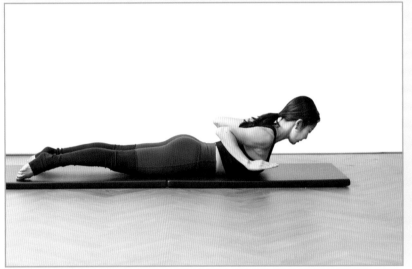

Inhale: 양팔은 바깥쪽으로 크게 원을 그려 손바닥이 바닥을 바라보게 하고 엉덩이 옆으로 뻗는다. 흉추를 신전하여 가슴을 띄워 열고 자세를 유지하며 다시 팔꿈치를 접는다.

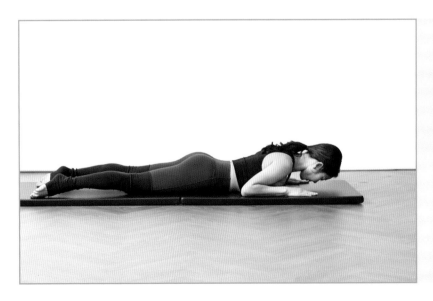

Exhale: 상체를 바닥으로 내리며 시작 자세로 돌아간다.

1. **발목 사이에 Circle 끼우기**

   무릎을 90도로 굽히고 두 다리를 외회전한 상태로 동작한다. 흉추를 신전할 때 Circle 을 조인다. 하체에 실리는 저항이 커진다.

2. **등 뒤에 Flex band 걸기**

   팔꿈치를 굽혀 Band의 끝을 잡고 동작한다. 견갑골의 안정성을 찾기 용이하다.

   Inhale: 준비한다.

   Exhale: 양팔을 어깨높이에서 옆으로 뻗는다(T자 형태).

   Inhale: 흉추를 신전하며 양팔을 엉덩이 옆으로 당겨온다.

   Exhale: 상체를 바닥으로 내리며 다시 양팔을 옆으로 뻗는다.

   Inhale: 양 팔꿈치를 W형태로 굽혀 시작 자세로 돌아간다.

3. **전상장골극 아래 패드 대기**

   골반의 전방 경사를 방지한다.

4. **Raised mat에서 동작하기**

   척추후만 체형의 경우, Raised mat에서 상체를 매트 밖으로 뺀 상태에서 동작할 수 있다.

5. **무릎 사이에 쿠션이나 공 끼우기**

   고관절 내전근을 활성화할 수 있다.

1. 골반의 Neutral 상태를 유지하기 위해 복부와 햄스트링, 대둔근의 연결을 유지해야 한다.

2. 요추가 과신전되거나 다리가 바닥에서 떨어지지 않도록 유의한다.

3. 견갑골을 안정화하여 목과 어깨에 과긴장이 발생하지 않도록 한다.

19 SAW

● **운동 목표**: 하지와 견갑골을 안정화한 상태에서 척추의 회전과 굴곡을 동시에 진행하여 척추의 가동성을 향상시킨다.
● **목표 근육**: 복사근, 복직근

● **시작 자세**: Sitting / Neutral
하지: 두 다리를 어깨너비보다 약간 넓게 벌려 곧게 뻗고 앉는다. 발목은 Dorsi flexion 한다.
상지: 양팔은 어깨높이에서 양옆으로 길게 뻗는다. 팔이 몸통보다 뒤로 넘어가지 않도록 하며, 손바닥은 정면을 바라본다.

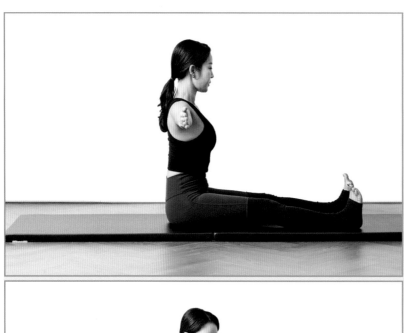

1

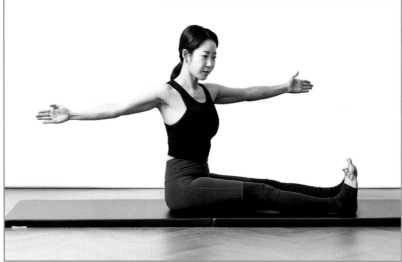

Inhale: 골반은 정면을 바라본 상태를 유지하며, 척추를 한쪽 방향으로 회전한다.

74

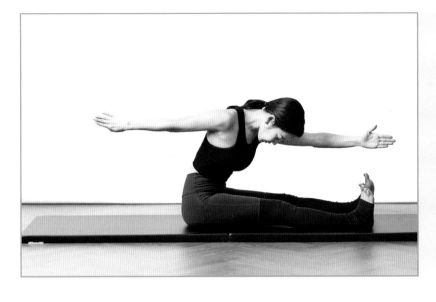

2

Exhale: 경추부터 척추를 분절
하여 깊게 굴곡한다. 앞쪽의 손
끝이 대각선상의 발끝을 향해 미
끄러져 내려가듯 길게 뻗어낸다.
뒤쪽 손의 손바닥 방향을 뒤집어
엄지손가락이 바닥을 향한다.

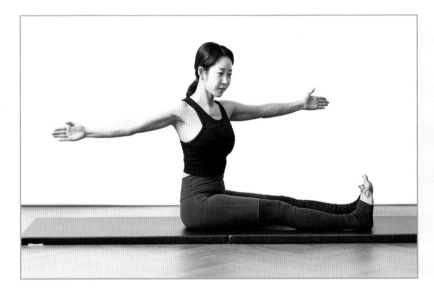

3

Inhale: 척추의 회전 상태를 유
지하며, 꼬리뼈부터 척추를 위로
세워 앉는다.
Exhale: 상체를 정면으로 돌리
고 양팔은 옆으로 길게 뻗어 시
작 자세로 돌아간다.

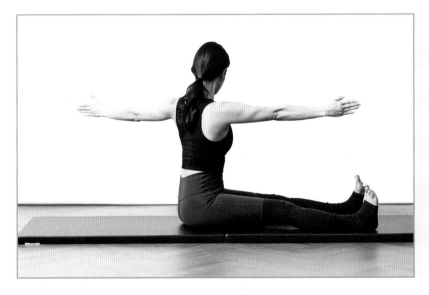

4

Inhale: 골반은 정면을 바라본
상태를 유지하며, 척추를 한쪽
방향으로 회전한다.

▶반대 방향으로 이어서 반복

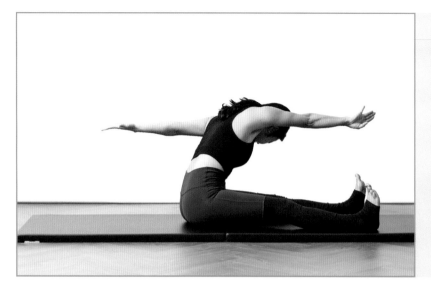

5

Exhale: 경추부터 척추를 분절하여 깊게 굴곡한다. 앞쪽의 손끝이 대각선상의 발끝을 향해 미끄러져 내려가듯 길게 뻗어낸다. 뒤쪽 손은 손바닥 방향을 뒤집어준다.

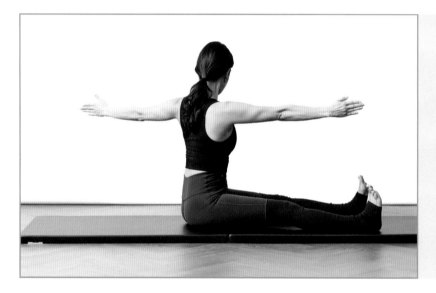

6

Inhale: 척추의 회전 상태를 유지하며, 꼬리뼈부터 척추를 위로 세워 앉는다.

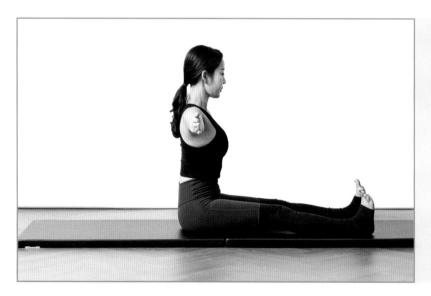

7

Exhale: 상체를 정면으로 돌리고 양팔은 옆으로 길게 뻗어 시작 자세로 돌아간다.

● **변형 동작**

엉덩이 밑에 쿠션을 받치거나 Raised mat 끝에 앉아 동작하기
햄스트링이나 고관절 굴곡근, 허리 근육이 타이트한 경우 적용할 수 있다.

● **주의 사항**

1. 고관절 굴곡근의 불편감이 생기지 않도록 한다.
2. 척추를 굴곡하는 동안 한쪽 엉덩이가 바닥에서 떨어지지 않도록 유의한다.
3. 척추를 굴곡한 후 다시 세워 앉았을 때 견갑의 정렬을 재조정해야 한다.

20 OPEN LEG ROCKER

반복 횟수
8~10회

- **운동 목표**: 척추의 굴곡, 특히 요추의 움직임을 이용하여 몸의 무게 중심을 이동하며 균형을 잡는 능력을 향상시킨다.
- **목표 근육**: 복사근, 복직근, 기립근

- **시작 자세**: Sitting / Imprint
요추만 약간 굴곡된 상태로 좌골보다 약간 뒤쪽에 체중을 싣고 앉는다.
하지: 두 다리를 어깨너비로 벌리고 사선 위쪽 방향으로 곧게 뻗어올려 V자 형태를 만든다. 발목은 Plantar flexion한다.
상지: 견갑골을 안정화하고, 양손으로 종아리를 잡는다.

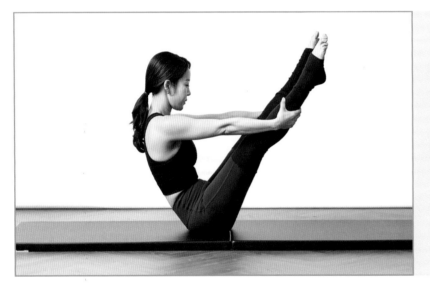

1

Exhale: 시작 자세를 유지한다.

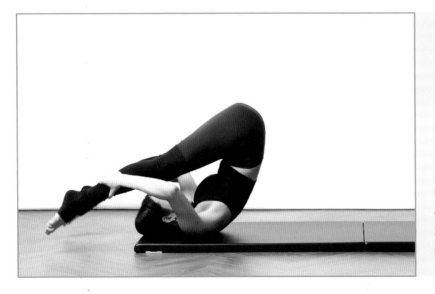

2

Inhale: 요추부터 굴곡하여 척추를 C자 형태로 만들어 윗등까지 바닥에 닿도록 Roll back한다.

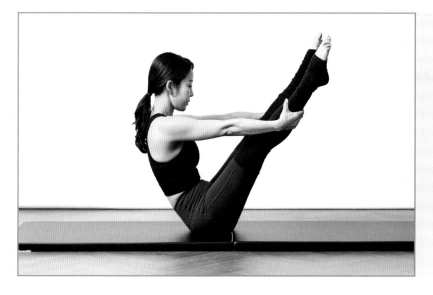

Exhale: 척추의 C자 곡선을 유지하며 복부의 힘으로 빠르게 Roll up하며 체중을 좌골 뒤에 실어 앉은 후에 흉추와 경추를 곧게 세워 시작 자세로 돌아간다.

● **변형 동작**

1. **무릎을 구부리고 시작하기**
   복부의 근력이 약한 경우, 시작 자세에서 중심을 잡기 용이해진다. Roll back할 때는 다리를 곧게 편다.

2. **무릎을 구부리고 전체 동작 진행하기**
   햄스트링이 타이트한 경우 적용할 수 있다.

3. **발가락을 잡고 동작하기**
   발목은 Dorsi flexion하여 진행한다. 난이도가 높아진다.

4. **발목 사이에 Circle 끼우기**
   하체에 실리는 저항이 높아진다.

● **주의 사항**

1. 동작을 진행하는 내내 복부 근육의 연결을 유지한다.

2. Roll back 시에 경추나 머리가 바닥에 닿지 않도록 주의한다.

3. 골반을 뒤로 굴리듯, 척추의 굴곡을 더 깊게 만들어 Roll back해야 한다. 체중을 이용한 반동을 사용하지 않는다.

4. 척추의 중심선을 따라 운동이 일어나야 한다. 몸이 한쪽으로 치우치거나 기울지 않도록 한다.

21 NECK PULL

● **운동 목표**: 견갑골과 하지를 안정화한 상태에서 척추 전체를 분절, Roll up과 Roll down을 진행하며 복부 근육의 조절 능력을 향상시킨다.

● **목표 근육**: 복사근, 복직근

● **시작 자세**: Supine / Neutral
요추만 약간 굴곡된 상태로, 좌골보다 약간 뒤쪽에 체중을 싣고 앉는다.
하지: 두 다리를 골반 넓이로 벌려 곧게 뻗고, 발목은 Dorsi flexion한다(골반과 척추의 Neutral 유지가 가능한 경우, 두 다리를 붙이고 진행할 수 있다).
상지: 양손으로 머리를 받친다.

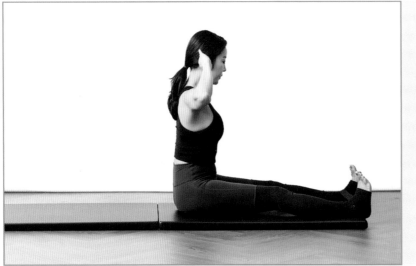

1

Inhale: 시작 자세를 유지한다.

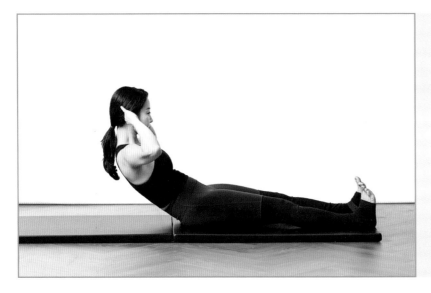

2

Exhale: 골반부터 뒤로 굴리듯, 허리가 바닥에 닿지 않는 범위까지만 Roll back한다.
Inhale: 자세를 유지한다.

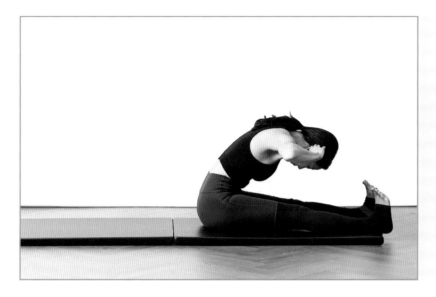

3

Exhale: 척추의 굴곡 상태를 유
지하며 Roll up하여 상체를 허벅
지 위까지 숙여낸다.

▶골반은 Neutral 상태를 유지한다.

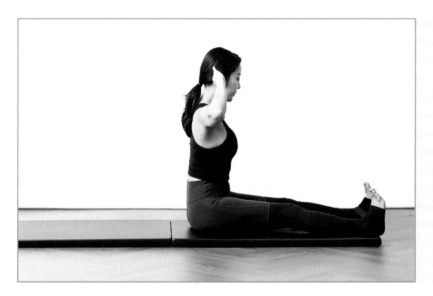

4

Inhale: 꼬리뼈부터 척추를 곧
게 세워 앉는다.

● **주의 사항**

1. 목과 어깨의 과긴장을 피한다.
2. Roll up을 진행할 때 골반이 바닥과 수직하는 지점까지만 움직임을 이어가며 과하게 상체를 앞으로 숙이지 않는다.
3. Roll down을 진행할 때 골반이 대퇴골에서 멀어져 고관절 앞쪽이 열리는 느낌으로 움직임을 시작해야 한다.
4. 발뒤꿈치를 길게 뻗어내는 느낌을 유지하여 하체가 고정되어 있을 수 있도록 한다.

● **변형 동작** ━━

1. **손등을 이마 앞에 대고 진행하기**
   대흉근이 타이트하거나 어깨의 움직임이 크게 일어나는 경우 적용할 수 있다.

2. **Roll up 시에 팔을 천장을 향해 뻗기**
   복부 근력이 부족하거나 어깨가 과긴장하는 경우 적용한다.

3. **무릎 굽히고 동작하기**
   햄스트링이나 허리 근육이 타이트한 경우 적용한다.

4. **무릎 사이에 Circle 끼우기**
   하체에 실리는 저항이 커진다.

5. **Flex band 발에 걸고 동작하기**
   요추의 굴곡 움직임을 보조해줄 수 있다.

6. **Hinge back 추가하기**
   Roll down을 진행할 때 상체를 곧게 편 상태로 뒤로 약간 기울인 다음, 천천히 척추를 분절하여 동작한다. 복부와 고관절 굴곡근의 더 강한 근력을 요한다.

7. **무릎 사이에 공이나 쿠션 끼우기**
   고관절 내전근을 활성화할 수 있다.

22 OBLIQUE ROLL BACK

반복 횟수
3~5회

● **운동 목표**: 골반과 견갑골을 안정화한 상태에서 척추의 회전과 굴곡을 동시에 진행하며 척추의 가동성을 향상시킨다.
● **목표 근육**: 복사근, 복직근

● **시작 자세**: Sitting / Neutral
하지: 두 다리는 골반 넓이로 벌려 무릎을 굽혀 세우고, 발바닥을 매트에 붙인다(척추와 골반을 Neutral로 유지할 수 있는 경우 다리를 붙인 상태로 진행할 수 있다).
상지: 양팔을 어깨높이에서 정면으로 곧게 뻗는다.

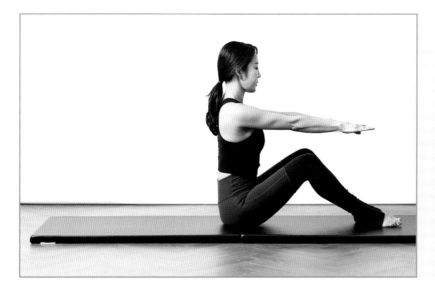

1

Inhale: 시작 자세를 유지한다.

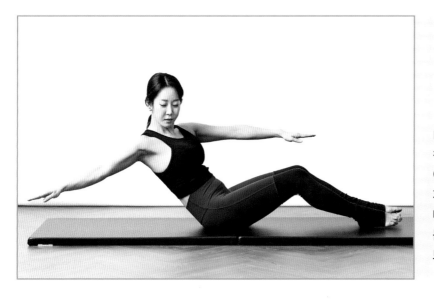

2

Exhale: 골반부터 뒤로 굴리듯, 척추를 Roll back하며 한쪽 손끝이 바닥 방향을 거쳐 몸통 뒤까지 긴 포물선을 그리며 넘어간다. 이때 시선이 손끝을 따라가 몸통이 자연스럽게 측면을 바라보도록 회전한다.

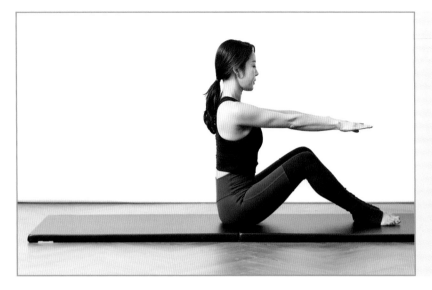

Inhale: 뒤쪽으로 뻗었던 손끝이 다시 바닥 방향을 거쳐 앞으로 포물선을 그려오며, 동시에 척추를 정면으로 회전하여 요추부터 곧게 세워 앉아 시작 자세로 돌아간다.

▶반대 방향으로 이어서 반복

● 변형 동작

1. **4호흡으로 진행하기**
   Inhale: 준비한다.
   Exhale: 골반부터 뒤로 굴리듯 척추를 굴곡하여 Roll back한다. 동시에 한쪽 손끝이 아래로 포물선을 그려 내려가 몸통 뒤를 향하며, 시선이 손끝을 따라가 몸통이 측면을 바라보도록 회전한다.
   Inhale: 자세를 유지한다.
   Exhale: 손끝이 다시 아래로 포물선을 그려 앞을 향해 돌아오며, 척추를 정면으로 회전하고 요추부터 곧게 세워 앉아 시작 자세로 돌아간다.

2. **양손으로 머리 받치고 동작하기**
   복부와 고관절 굴곡근의 더 강한 근력을 요한다.

3. **무릎 사이에 Circle 끼우기**
   하체에 실리는 저항이 커진다. Roll back할 때 허벅지로 Circle을 조이고, Roll up할 때 내전근의 힘을 풀어준다.

4. **발에 Flex band 걸기**
   양손으로 Band의 끝을 잡고 팔을 곧게 편 상태로 진행한다. 복부의 부담이 덜하지만 견갑골을 안정화하기 어려워진다.

5. **무릎 사이에 공이나 쿠션 끼우기**
   고관절 내전근을 활성화할 수 있다.

● 주의 사항

1. 견갑골을 안정화하여 목과 어깨의 과긴장을 피한다.

2. Roll down을 진행할 때, 골반이 대퇴골에서 멀어져 고관절 앞쪽이 열리는 느낌으로 움직임을 시작해야 한다.

3. 척추가 회전하는 동안, 굴곡 상태를 유지할 수 있도록 복부 근육의 연결에 유의해야 한다.

23 JACK KNIFE

- **운동 목표**: 척추를 분절하는 복부 근육의 조절 능력과 하지의 무게를 버티며 움직임을 조절하는 고관절 굴곡근과 신전근의 조절 능력을 향상시킨다.
- **목표 근육**: 복횡근, 골반기저근, 견갑골 안정화 근육, 복사근, 복직근, 대둔근, 햄스트링

- **시작 자세**: Supine / Imprint
  하지: 두 다리를 평행하게 모아 척추의 Imprint 상태를 유지할 수 있는 높이만큼 낮게 사선 방향으로 뻗으며 발목은 Plantar flexion한다.
  상지: 양팔은 손바닥이 아래쪽을 향하도록 길게 뻗어 골반 옆쪽 매트를 누른다.

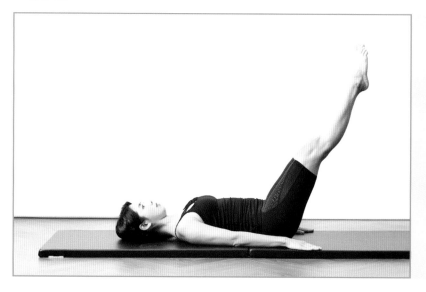

1

Exhale: 균형을 유지하며 위쪽 다리는 몸통 앞쪽으로 고관절을 굴곡하며 길게 뻗는다.

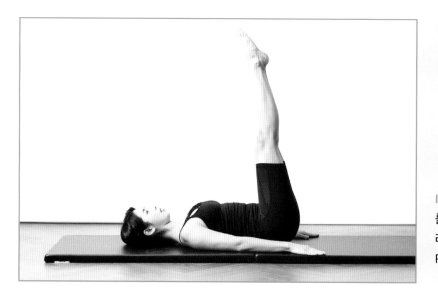

2

Inhale: 척추의 Imprint 상태를 유지하며 두 다리를 들어 올려 고관절을 굴곡하고, 발목은 Plantar flexion을 유지한다.

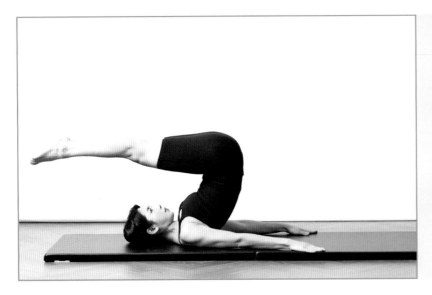

Inhale: 경추에 무게가 실리지 않도록 주의하며 꼬리뼈부터 골반을 말아 올려 척추를 분절화하면서 Roll over한다.

▶이때, 다리는 바닥과 평행을 이루도록 한다.

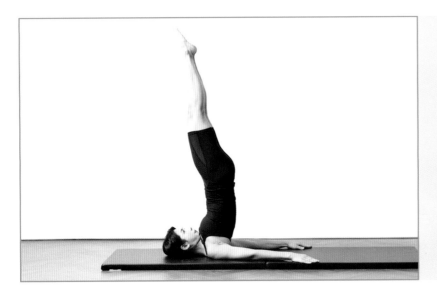

Exhale: Roll over 자세에서 견갑골 상단에 체중을 실으며 골반을 들어 올려 두 다리를 천장으로 뻗는다.

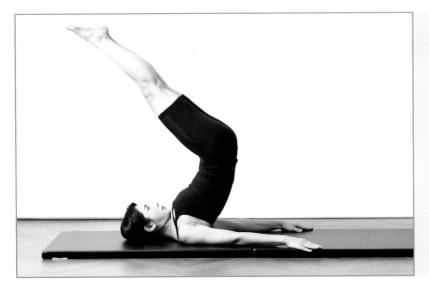

Exhale: 윗등부터 척추를 분절하여 Roll down한다.
Inhale: 자세를 유지한다.

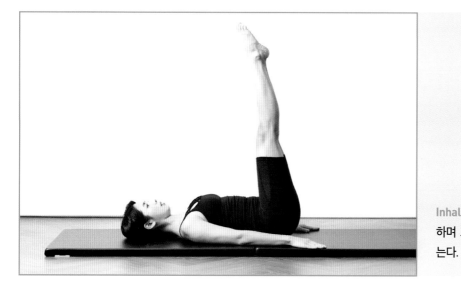

6

Inhale: 척추는 Imprint를 유지
하며 꼬리뼈를 바닥으로 내려놓
는다.

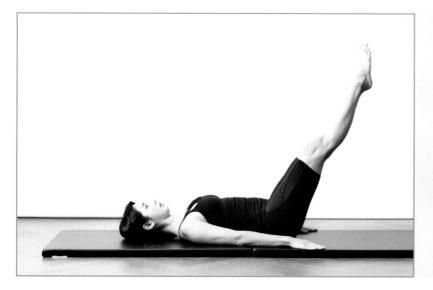

7

Exhale: 두 다리를 사선으로 뻗
으며 시작 자세로 돌아간다.

● 변형 동작

1. Arc barrel에 골반을 지지하고 동작하기
   가동 범위가 줄어들어 복부 근력이 약한 경우 적용할 수 있다.

2. 호흡 바꾸기

● 주의 사항

1. 체중이 경추에 실리지 않도록 주의한다.
2. 연속적인 분절 움직임이 일어날 수 있
   도록 척추의 움직임에 집중한다.
3. Roll down할 때 복횡근을 활성화하여
   동작 중 복부 가운데가 볼록해지지 않
   고 편평한 상태를 유지한다.

24 SIDE KICK

반복 횟수
각8~10회

- **운동 목표**: 옆으로 누운 자세에서 위쪽 고관절의 굴곡과 신전 움직임 동안, 몸통과 골반의 안정성 유지할 수 있다.
- **목표 근육**: 견갑골 안정화 근육, 고관절 외전근, 고관절 신전근, 고관절 굴곡근

- **시작 자세**: Side-lying / Neutral
  하지: 두 다리는 고관절을 약간 굴곡하여 바닥을 지지하고 발목은 Dorsi flexion한다. 위쪽 다리는 골반 넓이만큼 벌리고 발목은 Dorsi flexion을 유지한다.
  상지: 아래 팔은 손바닥이 바닥을 향하도록 귀 옆에서 정수리 방향으로 뻗어 머리를 받치고, 위쪽 손은 가슴 앞쪽의 매트를 지지한다.

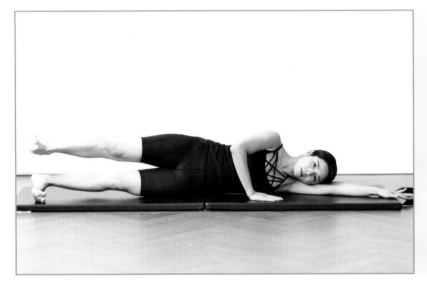

1

Exhale: 시작 자세를 유지한다.

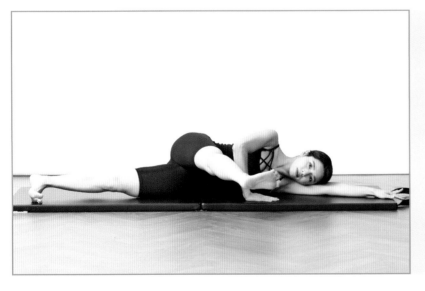

2

Inhale: 균형을 유지하며 위쪽 다리는 몸통 앞쪽으로 고관절을 굴곡하며 길게 뻗는다. 발목은 Dorsi flexion을 유지한다.

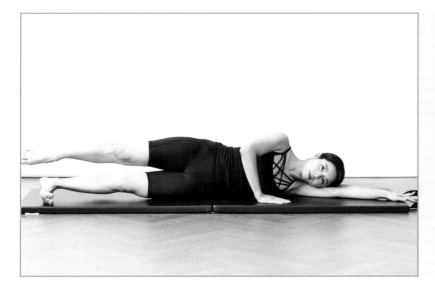

3

Exhale: 위쪽 다리의 발목을 Plantar flexion하며 고관절을 신전하여, 다리를 몸통보다 약간 뒤로 보낸다.

▶동작을 여러 번 반복

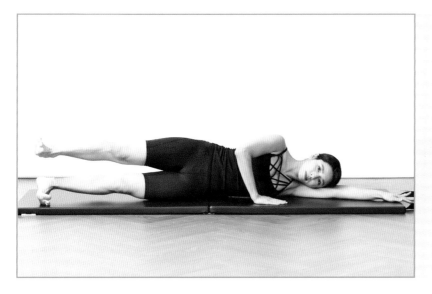

4

Inhale: 시작 자세로 돌아간다.

● **변형 동작**

1. **아래 다리 무릎을 굽히고 동작하기**
   동작의 안정성이 높아진다.
2. **아래 팔의 팔꿈치를 굽혀 손으로 머리를 받치고 동작하기**
3. **양손 모두 머리 받치기**
   아래쪽 팔의 팔꿈치로 바닥을 지지하고, 손은 머리 뒤쪽을 받친다.
   몸통을 바닥에서 약간 띄운 상태로 동작을 진행하여 난이도를 높인다.

● **주의 사항**

1. 동작을 수행하는 동안, 움직임의 속도를 조절하며 몸이 앞뒤로 흔들리지 않도록 주의한다.
2. 고관절을 신전할 때 요추가 함께 신전되지 않도록 복부 근육의 연결을 유지한다.
3. 상부 승모근이 긴장되지 않도록 견갑골 안정화를 유지한다.
4. 고관절의 굴곡과 신전 모두 척추와 골반이 Neutral 상태를 유지할 수 있는 범위 안에서 진행되어야 한다.

25.-① SIDE LEG LIFT SERIES
Top Leg Abduction

반복 횟수 각 **5~10**회

- **운동 목표**: 옆으로 누운 자세에서 다리를 외전·내전하는 동안 몸통의 안정성을 유지할 수 있다.
- **목표 근육**: 견갑골 안정화 근육, 위쪽 다리 외전근

- **시작 자세**: Side-lying / Neutral
  하지: 두 다리를 뻗어 나란히 모으고, 발목은 Plantar flexion한다.
  상지: 아래쪽 팔은 손바닥이 바닥을 향하도록 귀 옆에서 정수리 방향으로 뻗어 머리를 받치고, 위쪽 손은 가슴 앞쪽의 매트를 지지한다.

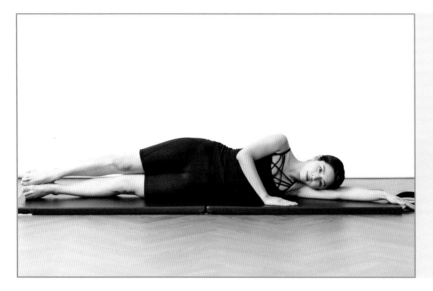

1

Exhale: 시작 자세를 유지한다.

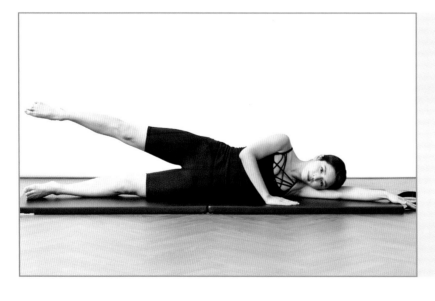

2

Inhale: 골반의 수평 상태를 유지할 수 있는 높이까지 위쪽 다리를 들어 올린다.

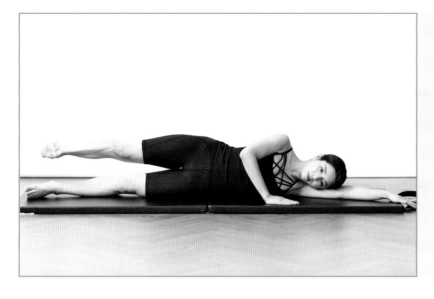

Exhale: 자세를 유지하며 위쪽 다리의 발목을 Dorsi flexion한다.

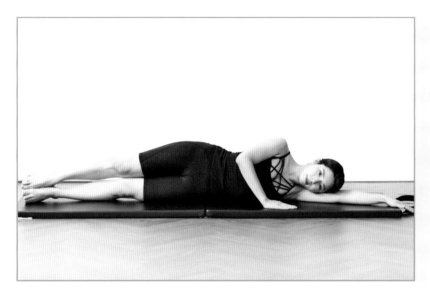

Inhale: 다리를 아래로 내리며 시작 자세로 돌아간다.

● 변형 동작

1. **두 무릎을 굽히고 동작하기**
   동작의 안정성이 높아진다.

2. **발목 사이에 Circle 조이기**
   하체에 실리는 저항이 커진다. 아래쪽 다리는 Circle 안쪽에, 위쪽 다리는 Circle 위에 얹는다.
   Exhale: 위쪽 다리로 Pilates ring을 눌러 조인다. / Inhale: 힘을 풀어준다.

3. **발목 바깥에 Circle 끼우기**
   하체에 실리는 저항이 커진다.
   Exhale: 위쪽 다리로 Circle을 위로 밀어낸다. / Inhale: 힘을 풀어준다.

4. **발에 Flex band 걸기**
   두 다리 모두 걸거나 위쪽 다리만 걸어서 동작할 수 있다.

● 주의 사항

1. 동작을 수행하는 동안, 움직임의 속도를 조절하며 몸이 앞뒤로 흔들리지 않도록 주의한다.

2. 요추 신전을 피하기 위해 복사근 및 복부 근육의 수축을 유지한다.

3. 상부 승모근이 긴장되지 않도록 견갑골 안정화를 유지한다. 다리의 평행한 정렬을 유지한다.

4. 고관절의 굴곡과 신전 모두 척추와 골반이 Neutral 상태를 유지할 수 있는 범위 안에서 진행되어야 한다.

25.② SIDE LEG LIFT SERIES
Top Leg Circle

반복 횟수
각5~10회

● **운동 목표**: 옆으로 누운 자세에서 위쪽 다리로 원을 그리는 동안 몸통의 안정성을 유지할 수 있다.

● **목표 근육**: 견갑골 안정화 근육, 외전근, 고관절 신전근

● **시작 자세**: Side-lying / Neutral

하지: 두 다리를 뻗어 나란히 모으고, 발목은 Plantar flexion한다.

상지: 아래쪽 팔은 손바닥이 바닥을 향하도록 귀 옆에서 정수리 방향으로 뻗어 머리를 받치고, 위쪽 손은 가슴 앞쪽의 매트를 지지한다.

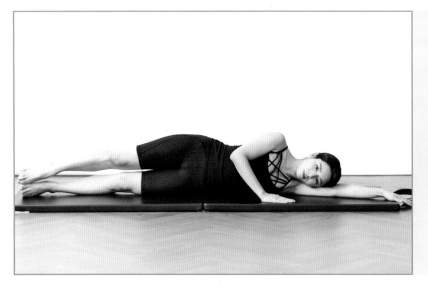

1

Exhale: 시작 자세를 유지한다.

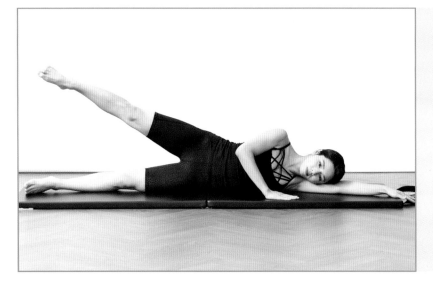

2

Inhale: 골반의 수평 상태를 유지할 수 있는 높이만큼 위쪽 다리를 들어 올린다.

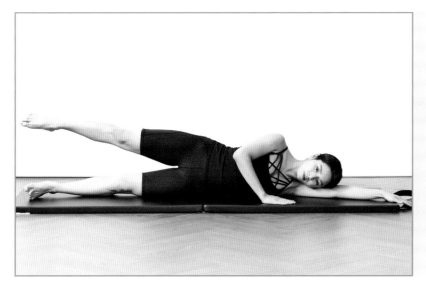

3

Exhale: 위쪽 다리 고관절을 신
전하며 아래 방향으로 반원을 그
린다.

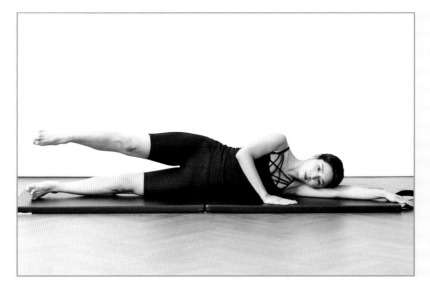

4

Inhale: 위쪽 다리 고관절을 굴
곡하며 위쪽 방향으로 반원을 그
린다.

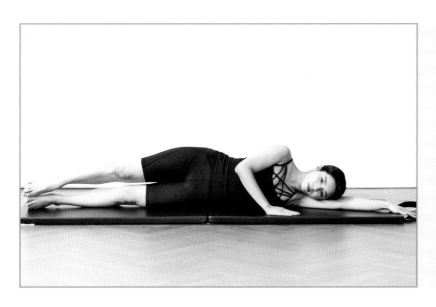

5

Exhale: 시작 자세로 돌아간다.

1. **두 무릎을 굽히고 동작하기**
   동작의 안정성이 높아진다.

2. **발목 사이에 Circle 조이기**
   하체에 실리는 저항이 커진다. 아래쪽 다리는 Circle 안쪽에, 위쪽 다리는 Circle 위에 얹는다.
   Exhale: 위쪽 다리로 Circle을 눌러 조인다. / Inhale: 힘을 풀어준다.

3. **발목 바깥에 Circle 끼우기**
   하체에 실리는 저항이 커진다.
   Exhale: 위쪽 다리로 Circle을 위로 밀어낸다. / Inhale: 힘을 풀어준다.

1. 요추 신전을 피하기 위해 복사근 및 복부 근육의 수축을 유지한다.
2. 상부 승모근이 긴장되지 않도록 견갑골 안정화를 유지한다.
3. 다리의 평행한 정렬을 유지한다.
4. 고관절의 굴곡과 신전 모두 척추와 골반이 Neutral 상태를 유지할 수 있는 범위 안에서 진행되어야 한다.

25.-③ SIDE LEG LIFT SERIES
Staggered Legs

● **운동 목표**: 옆으로 누운 자세에서 다리
의 움직임 동안 몸통의 안정성을 유지
하며 균형을 유지할 수 있다.
● **목표 근육**: 견갑골 안정화 근육, 고관절
외전근, 고관절 내전근

● **시작 자세**: Side-lying / Neutral
하지: 두 다리를 뻗어 나란히 모으고, 발목은 Plantar flexion한다.
상지: 아래쪽 팔은 손바닥이 바닥을 향하도록 귀 옆에서 정수리 방향으로 뻗어 머리를
받치고, 위쪽 손은 가슴 앞쪽의 매트를 지지한다.

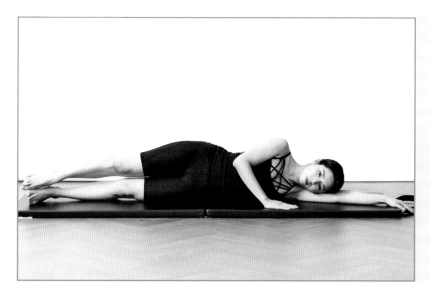

1

Exhale: 시작 자세를 유지한다.

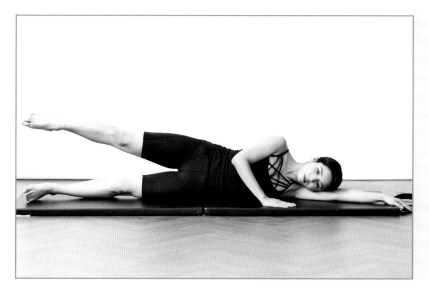

2

Inhale: 골반의 수평 상태를 유
지할 수 있는 높이만큼 위쪽 다
리를 들어 올린다.

95

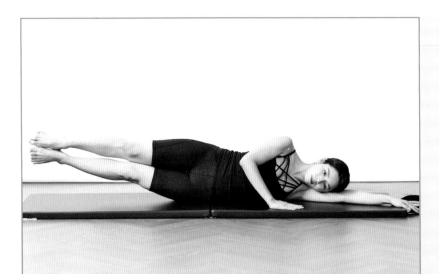

3

Exhale: 아래쪽 다리를 들어올
려 위쪽 다리에 붙인다.

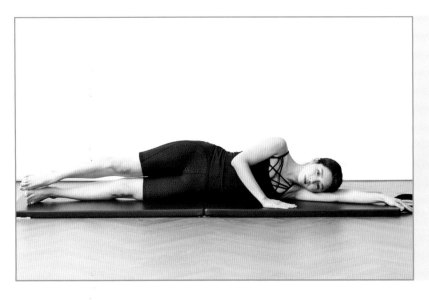

4

Inhale: 두 다리를 함께 내리며
시작 자세로 돌아간다.

● **변형 동작**

1. **발목 사이에 Circle 조이기**
   하체에 실리는 저항이 커진다. 아래쪽 다리는 Circle 안쪽에, 위쪽 다리는 Circle 위에
   얹는다.
   Exhale: 위쪽 다리로 Circle을 눌러 조인다. / Inhale: 힘을 풀어준다.

2. **발목 바깥에 Circle 끼우기**
   하체에 실리는 저항이 커진다.
   Exhale: 위쪽 다리로 Circle을 위로 밀어낸다. / Inhale: 힘을 풀어준다.

● **주의 사항**

1. 요추 신전을 피하기 위해 복사근 및 복
   부 근육의 수축을 유지한다.
2. 상부 승모근이 긴장되지 않도록 견갑
   골 안정화를 유지한다.
3. 다리의 평행한 정렬을 유지한다.
4. 고관절의 굴곡과 신전 모두 척추와 골
   반이 Neutral 상태를 유지할 수 있는
   범위 안에서 진행되어야 한다.

25.④ SIDE LEG LIFT SERIES
Both Legs Together

- **운동 목표**: 옆으로 누운 자세에서 두 다리를 위로 들어 올리는 동안 몸통과 골반을 안정화하며 균형을 유지할 수 있다.
- **목표 근육**: 견갑골 안정화 근육, 고관절 외전근, 고관절 내전근

- **시작 자세**: Side-lying / Neutral
  하지: 두 다리를 뻗어 나란히 모으고, 발목은 Plantar flexion한다.
  상지: 아래쪽 팔은 손바닥이 바닥을 향하도록 귀 옆에서 정수리 방향으로 뻗어 머리를 받치고, 위쪽 손은 가슴 앞쪽의 매트를 지지한다.

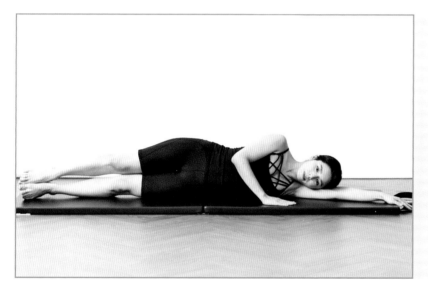

1

Inhale: 시작 자세를 유지한다.

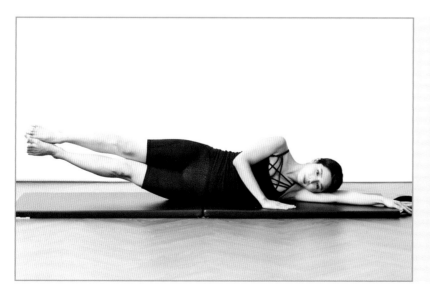

2

Exhale: 두 다리는 붙인 상태로 바닥에서 들어 올리며 정수리에서 발끝이 멀어지도록 뻗는다.

▶골반의 안정성이 유지되는 한 가능한 한 멀리 매트에서 다리를 들어 올린다.

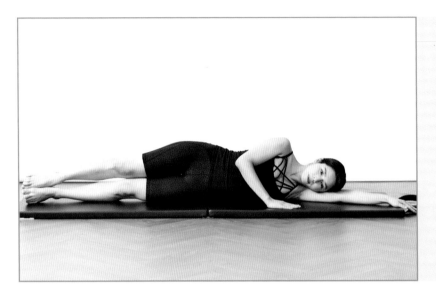

Inhale: 시작 자세로 돌아간다.

● 변형 동작

1. **발목 사이에 Circle 조이기**
   하체에 실리는 저항이 커진다. 아래쪽 다리는 Circle 안쪽에, 위쪽 다리는 Circle 위에 얹는다.
   Exhale: 위쪽 다리로 Circle을 눌러 조인다. / Inhale: 힘을 풀어준다.

2. **발목 바깥에 Circle 끼우기**
   하체에 실리는 저항이 커진다.
   Exhale: 위쪽 다리로 Circle을 위로 밀어낸다. / Inhale: 힘을 풀어준다.

● 주의 사항

1. 요추 신전을 피하기 위해 복사근 및 복부 근육의 수축을 유지한다.
2. 상부 승모근이 긴장되지 않도록 견갑골 안정화를 유지한다.
3. 다리의 평행한 정렬을 유지한다.
4. 고관절의 굴곡과 신전 모두 척추와 골반이 Neutral 상태를 유지할 수 있는 범위 안에서 진행되어야 한다.

25.-⑤

SIDE LEG LIFT SERIES
Lateral Flexion

- **운동 목표**: 옆으로 누운 자세에서 상·하체를 동시에 들어 올리는 동안 몸통의 안정성을 유지하며 균형을 유지할 수 있다.
- **목표 근육**: 고관절 내전근, 견갑골 안정화 근육, 고관절 외전근, 내전근, 복사근

- **시작 자세**: Side-lying / Neutral
  하지: 두 다리를 뻗어 나란히 모으고, 발목은 Plantar flexion한다.
  상지: 아래쪽 팔은 손바닥이 바닥을 향하도록 귀 옆에서 정수리 방향으로 뻗어 머리를 받치고, 위쪽 손은 가슴 앞쪽의 매트를 지지한다.

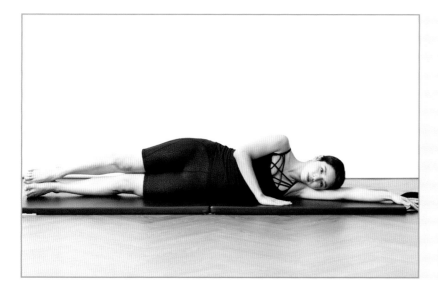

1

Inhale: 시작 자세를 유지한다.

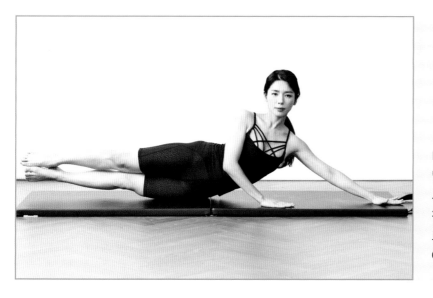

2

Exhale: 두 다리를 정수리에서 멀리 뻗어내는 느낌으로 매트에서 띄워 올린다. 동시에 상체는 정수리 방향을 길어지는 느낌으로 외측 굴곡하며 매트 위로 들어 올린다.

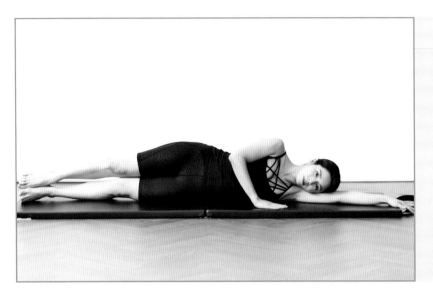

Inhale: 두 다리와 상체를 동시에 아래로 내리며 시작 자세로 돌아간다.

● 변형 동작

1. **발목 사이에 Circle 조이기**
   하체에 실리는 저항이 커진다. 아래쪽 다리는 Circle 안쪽에, 위쪽 다리는 Circle 위에 얹는다.
   Exhale: 위쪽 다리로 Circle을 눌러 조인다. / Inhale: 힘을 풀어준다.

2. **발목 바깥에 Circle 끼우기**
   하체에 실리는 저항이 커진다.
   Exhale: 위쪽 다리로 Circle을 위로 밀어낸다. / Inhale: 힘을 풀어준다.

3. **발에 Flex band 걸기**
   두 다리 모두 걸거나, 위쪽 다리만 걸어서 동작할 수 있다.

4. **위쪽 손을 골반 옆에 놓기**
   바닥을 지지하지 않고 동시에 상·하체를 외측 굴곡하며 동작의 난이도를 높일 수 있다.

● 주의 사항

1. 요추 신전을 피하기 위해 복사근 및 복부 근육의 수축을 유지한다.
2. 상부 승모근이 긴장되지 않도록 견갑골 안정화를 유지한다.
3. 다리의 평행한 정렬을 유지한다.
4. 고관절의 굴곡과 신전 모두 척추와 골반이 Neutral 상태를 유지할 수 있는 범위 안에서 진행되어야 한다.

26 SCISSORS IN AIR

● **운동 목표**: 어깨와 상완근육의 안정적인 지지를 바탕으로 거꾸로 선 자세에서 다리의 가동성을 향상시키며 상·하체의 협응력을 증진시킬수 있다.
● **목표 근육**: 견갑골 안정화 근육, 고관절 신전근

● **시작 자세**: Supine / Imprint
하지: 두 다리를 평행하게 모아 척추의 Imprint 상태를 유지할 수 있는 높이만큼 낮게 사선 방향으로 뻗으며 발목은 Plantar flexion한다.
상지: 양팔은 손바닥이 아래쪽을 향하도록 길게 뻗어 골반 옆쪽 매트를 누른다.

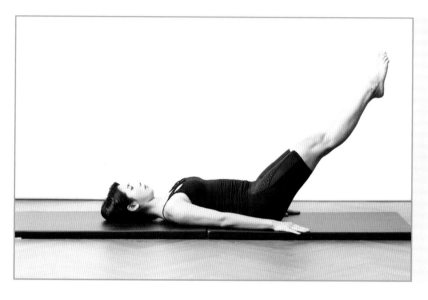

1

Exhale: 시작 자세를 유지한다.

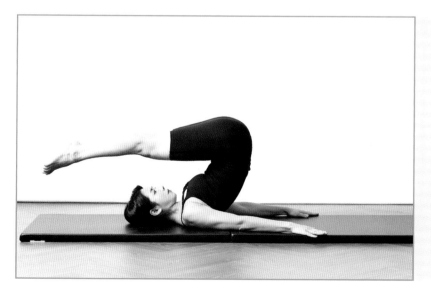

2

Inhale: 꼬리뼈부터 골반을 말아 올려 척추를 분절화하면서 Roll over한다.

▶이때 두 다리는 바닥과 평행을 이루도록 한다.

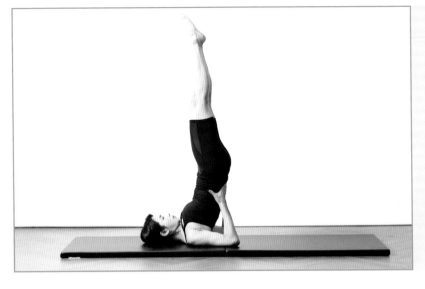

Exhale: Roll over 자세에서 양 손으로 등을 받쳐 골반을 들어 올려 두 다리를 천장으로 뻗는 다.
Inhale: 자세를 유지하며 흉곽 이 넓어지게 숨을 들이 마신다. 자세를 유지한다.

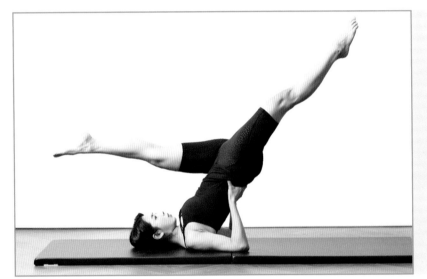

Exhale: 한쪽 다리의 고관절을 굴곡하여 몸통 가까이 당겨올 때 반대쪽 다리는 고관절을 신전하 여 가능한 범위까지 뻗어낸다.
Inhale: 두 다리 모두 천장 방향 으로 보낸 후 다리의 위치를 교 차한다.

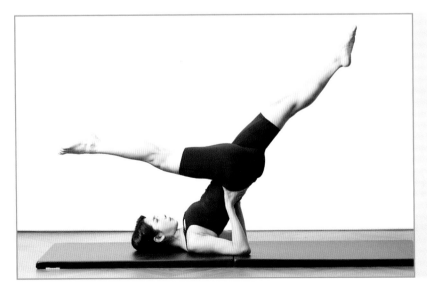

Exhale: 한쪽 다리의 고관절을 신전, 반대쪽 다리는 고관절을 굴곡하여 서로 가능한 범위까지 뻗어낸다.
Inhale: 두 다리 모두 천장 방향 으로 보낸 후 다리의 위치를 교 차한다.

▶5~10회 반복

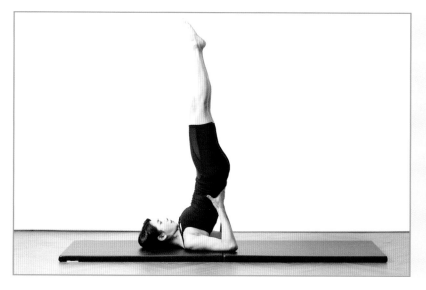

Inhale: 두 다리를 천장 방향으로 곧게 뻗어 모은다.

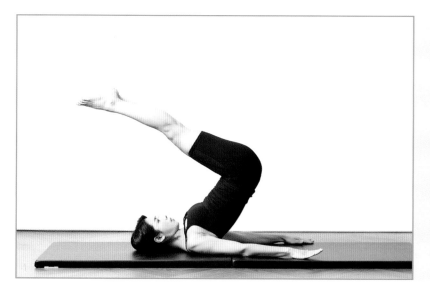

Exhale: 양팔을 아래로 내려 매트를 지긋이 누르고, 윗등부터 척추를 분절하여 Roll down한다.

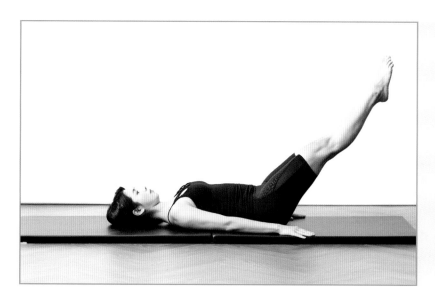

두 다리는 골반의 Imprint를 유지할 수 있는 높이만큼 낮게 뻗으며 시작 자세로 돌아간다.

1. **골반을 Arc barrel에 받치고 동작하기**
   가동 범위를 줄여 복부의 부담을 덜어준다.

2. **두 다리를 외회전하여 동작하기**
   고관절 외회전근을 활성화할 수 있다.

1. 다리의 교차 움직임을 계속 하는 동안, 견갑골과 상완골의 안정성을 유지한다.
2. 굴곡하는 다리보다 신전하는 다리의 뻗는 움직임을 강조한다.
3. 체중이 경추에 실리지 않고, 상부 흉추에 실리도록 한다.
4. 척추의 분절 움직임을 할 때 척추가 한 마디씩 차례대로 매트에서 떨어지고 내려올 수 있도록 움직임을 조절한다.
5. Roll over 시에 반동으로 다리를 넘기지 않도록 주의한다.

27 BICYCLE IN AIR

반복 횟수
각 5~10회

● **운동 목표**: 어깨와 상완근육의 안정적
인 지지를 바탕으로 거꾸로 선 자세에
서 다리의 가동성을 향상시키며 상·하
체의 협응력을 증진시킬 수 있다.
● **목표 근육**: 견갑골 안정화 근육, 고관절
신전근

● **시작 자세**: Supine / Imprint
하지: 두 다리를 평행하게 모아 척추의 Imprint 상태를 유지할 수 있는 높이만큼 낮게
사선 방향으로 뻗으며 발목은 Plantar flexion한다.
상지: 양팔은 손바닥이 아래쪽을 향하도록 길게 뻗어 골반 옆쪽 매트를 누른다.

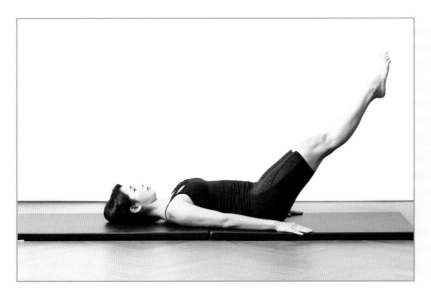

1

Exhale: 시작 자세를 유지한다.

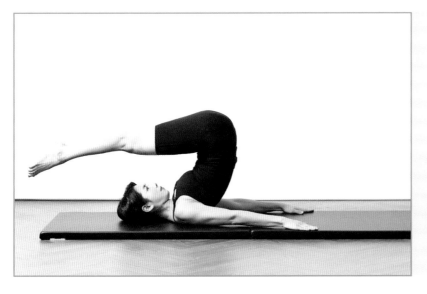

2

Inhale: 두 다리를 천장 방향으
로 들어 올려 고관절을 90도 굴
곡하고, 꼬리뼈부터 골반을 말아
올려 척추를 분절화하면서 두 다
리를 머리 위로 넘겨 Roll over
한다.

▶이때 두 다리는 바닥과 평행을 이
루도록 한다.

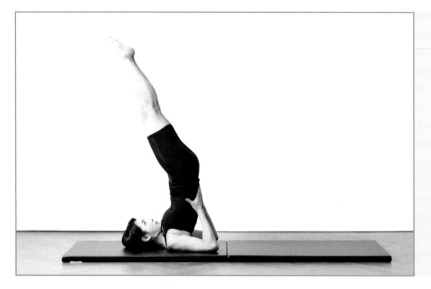

3

Exhale: Roll over 자세에서 양 손으로 등을 받쳐 골반을 들어 올 려 두 다리를 천장으로 뻗는다.

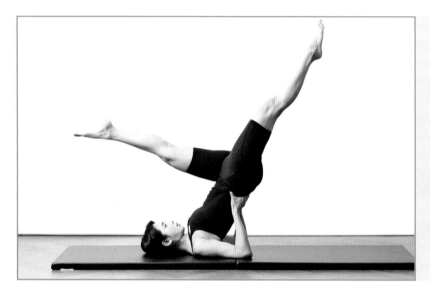

4

Inhale: 한쪽 다리의 고관절을 굴곡하여 몸통 가까이 당겨올 때 반대쪽 다리는 고관절을 신 전하여 가능한 범위까지 뻗어 낸다.

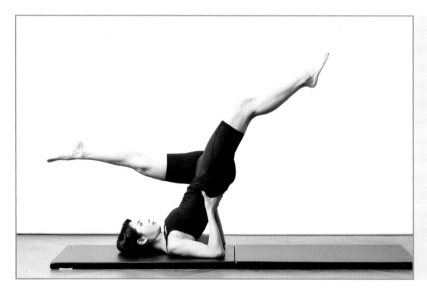

5

Exhale: 골반을 안정화한 상태 에서 신전한 다리의 무릎을 굽 힌다.

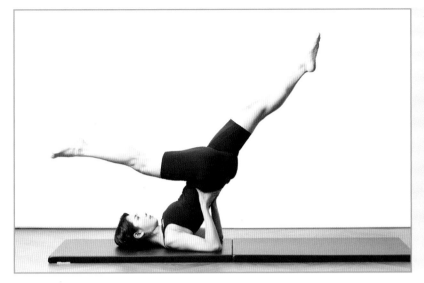

6

Inhale: 두 다리를 교차한 후 굽혔던 무릎을 뻗는다.

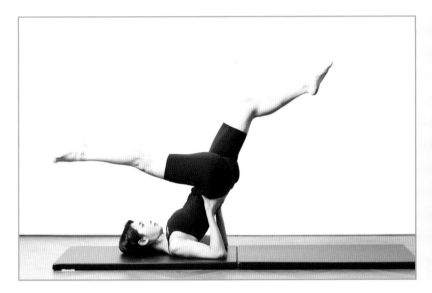

7

Exhale: 반대쪽 다리의 무릎을 굽힌다.

▶5~10회 반복 후 역방향으로 진행

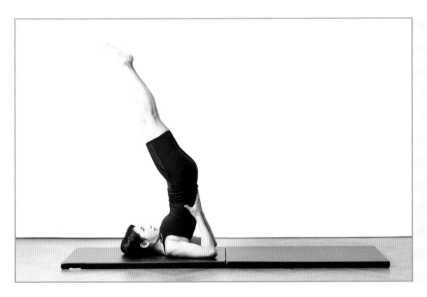

8

Inhale: 두 다리를 천장 방향으로 곧게 뻗어 모은다.

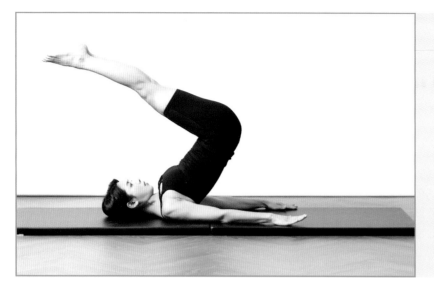

9

Exhale: 양팔을 아래로 내려 매트를 지긋이 누르고, 윗등부터 척추를 분절하여 Roll down한다.

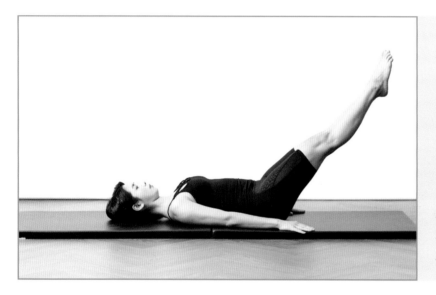

10

두 다리는 골반의 Imprint를 유지할 수 있는 높이만큼 낮게 뻗으며 시작 자세로 돌아간다.

● 변형 동작

골반을 Arc barrel에 받치고 동작하기
가동 범위를 줄여 복부의 부담을 덜어준다.

● 주의 사항

1. 골반과 견갑골의 안정성을 유지한다.
2. 무릎을 굽히는 동작에서 고관절은 가능한 범위로 최대한 신전된 상태를 유지한다.
3. 체중이 경추에 실리지 않고 상부 흉추에 실리도록 한다.
4. 척추의 분절 움직임을 할 때 척추가 한 마디씩 차례대로 매트에서 떨어지고 내려올 수 있도록 움직임을 조절한다.
5. Roll over 시에 반동으로 다리를 넘기지 않도록 주의한다.

28 DOUBLE LEG KICK

- **운동 목표**: 둔부와 햄스트링의 집중적인 수축에 이어 몸통과 상지, 하지의 협응력을 향상시킨다.
- **목표 근육**: 광배근, 대원근, 고관절 신전근, 햄스트링, 기립근

- **시작 자세**: Prone / Neutral
  측면을 바라보도록 머리를 돌려, 얼굴 옆면을 매트에 내려놓는다.
  하지: 두 다리를 뻗어 나란히 모으고 발목은 Plantar flexion한다.
  * 골반과 척추의 Neutral을 유지하기 어려운 경우 골반 넓이로 벌리고 동작할 수 있다.
  상지: 양팔은 팔꿈치를 접어 손등을 허리 뒤에 가볍게 얹는다.

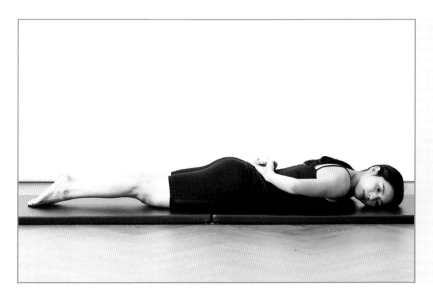

1

Exhale: 시작 자세를 유지한다.

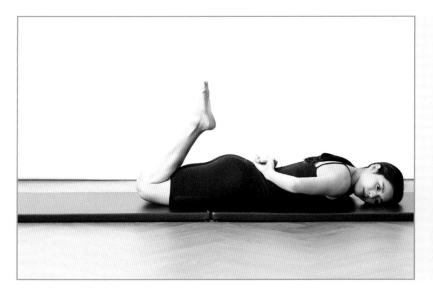

2

Inhale-Exhale: 골반을 안정화한 상태에서 양쪽 무릎을 굽혔다 펴기를 3번 반복한다.

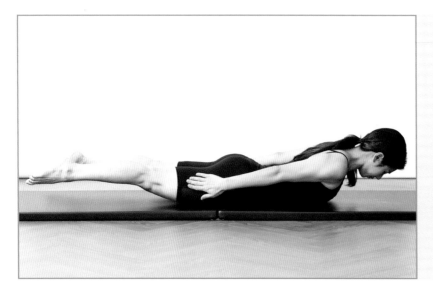

Inhale: 무릎을 곧게 뻗어 다리를 어깨너비로 벌려 외회전하고 고관절을 신전하여 두 다리를 매트에서 들어 올린다.
동시에 흉추를 신전하여 두 팔은 손바닥이 바닥을 향하도록 견갑골을 끌어내려 발끝 방향으로 길게 뻗는다.

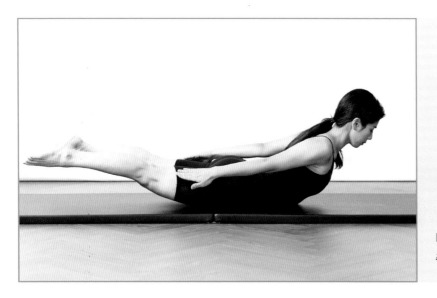

Exhale: 더 위로 끌어올리며 흉추와 두 다리를 깊게 신전한다.

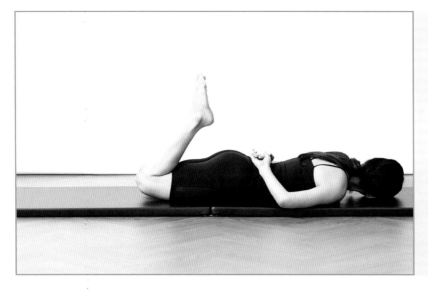

Inhale-Exhale: 고개를 반대 방향으로 돌려 시작 자세로 돌아간다. 골반을 안정화한 상태에서 양쪽 무릎을 굽혔다 펴기를 3번 반복한다.

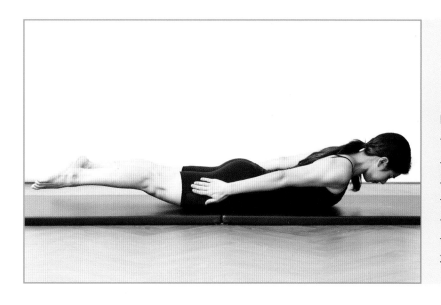

Inhale: 무릎을 곧게 뻗어 다리를 어깨너비로 벌려 외회전하고 고관절을 신전하여 두 다리를 매트에서 들어 올린다.
동시에 흉추를 신전하여 두 팔은 손바닥이 바닥을 향하도록 견갑골을 끌어내려 발끝 방향으로 길게 뻗는다.

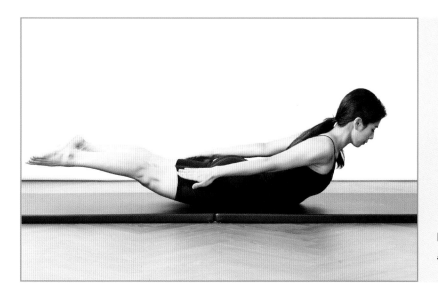

Exhale: 더 위로 끌어올리며 흉추와 두 다리를 깊게 신전한다.

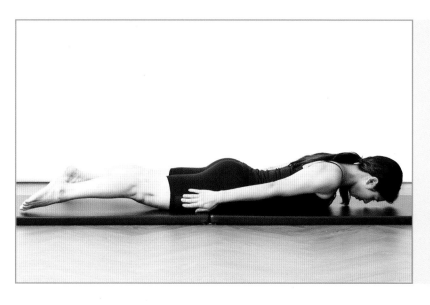

얼굴이 바닥을 향하며 양손을 몸 옆으로 뻗어 엎드린 자세를 유지한다.

1. **팔, 몸통 동작만 연습하기**
   동작을 숙지하기 용이하다.

2. **다리 동작만 연습하기**
   손등을 포개 이마 앞에 두고 머리와 상체는 고정한 채 하지의 움직임과 호흡 패턴을 익힌다.

3. **Pulses 빼고 동작하기**
   하지의 정렬을 유지하기 어려운 경우 무릎을 3번 굽히지 않고 천천히 한 번만 굽혀 동작한다.

1. 무릎을 굴곡할 때 골반의 전방 경사를 막기 위해 복부, 대둔근, 햄스트링의 수축을 유지한다.

2. 상부 승모근이 긴장되지 않도록 견갑골 안정화를 유지한다.

3. 척추 전체에 걸쳐 일정한 범위로 부드러운 곡선 모양의 신전 움직임을 만든다.

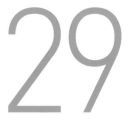

SPINE STRETCH FORWARD

반복 횟수
3~5회

● **운동 목표**: 척추 사이 공간을 늘리며 척추의 분절 움직임을 이끌어낼 수 있다.
● **목표 근육**: 복횡근, 골반기저근, 광배근, 대원근, 복직근, 복사근, 척추기립근

● **시작 자세**: long-sitting / Neutral
하지: 두 다리를 곧게 뻗은 상태에서 발목은 Dorsi flexion하며 골반보다 약간 넓게 벌려 앉는다.
상지: 두 팔을 길게 뻗어 손끝을 다리 사이에 내려놓는다.
* 척추의 Neutral을 유지하기 어려운 경우 다리 바깥쪽에 둘 수 있다.

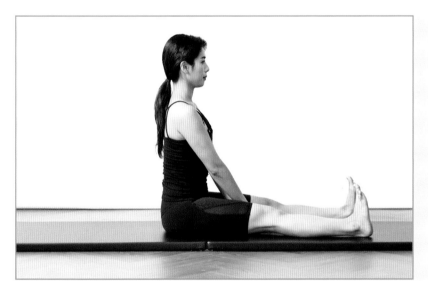

1

Inhale: 시작 자세를 유지한다.

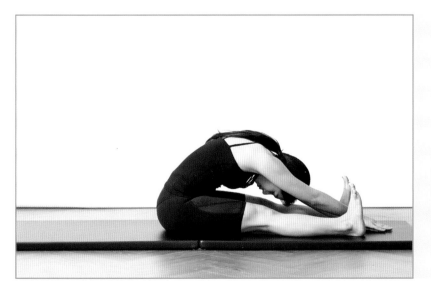

2

Exhale: 목 뒤를 길게 늘리는 느낌으로 경추부터 척추를 분절화하며 굴곡한다. 골반은 Neutral로 유지하고 복횡근을 활성화한다.
Inhale: 자세를 유지하고 흉곽을 확장하며 깊게 호흡한다.

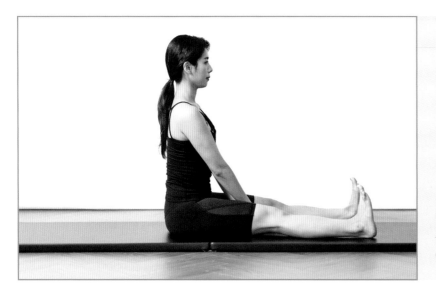

Exhale: 꼬리뼈부터 차례로 척추를 세워 올려 시작 자세로 돌아간다.

● 변형 동작

1. **쿠션, Raised mat, Arc barrel 위에 앉아 동작하기**
   허리 근육이나 햄스트링, 고관절 굴곡근이 타이트한 경우 적용한다.

2. **2호흡으로 진행하기**
   Exhale: 상체를 굴곡한다.
   Inhale: 요추부터 척추 세워 앉는다.

3. **Circle 위에 양손을 얹고 동작하기**
   Circle을 다리 사이에 세워 두고, 척추를 굴곡하는 복부의 힘으로 Circle을 누른다.

4. **등을 벽에 기대고 동작하기**
   척추 분절을 인지하기 어렵거나, 앉은 자세를 유지하기 어려운 경우 적용한다.

● 주의 사항

1. 턱을 지나치게 당기거나 목 굴곡근을 과하게 사용하지 않는다.

2. 동작을 수행하는 동안 연속적으로 척추 분절 움직임을 이끌어내며, 머리와 어깨의 보상 작용이 일어나지 않도록 주의한다.

3. 고관절 굴곡근과 대퇴사두근을 과도하게 사용하지 않도록 주의한다.

4. 복횡근을 활성화하여 골반의 Neutral 자세를 유지한다.

30.-① TEASER SERIES
Teaser Prep

반복 횟수
5~10회

- **운동 목표**: Teaser의 선행 자세로, 무릎을 반 접은 상태에서 팔과 몸통의 협응력, 골반의 안정성을 요구하며 균형 능력을 증진시킨다.

- **목표 근육**: 견갑골 안정화 근육, 복직근, 복사근, 고관절 굴곡근
- **시작 자세**: Supine / Imprint
  하지: 척추의 Imprint를 유지하며 두 다리는 무릎을 접어 매트에 세운다.
  상지: 손은 머리 위로 길게 늘린 듯이 뻗는다.

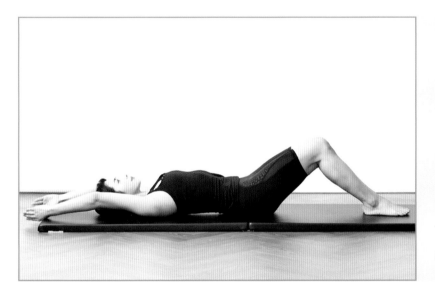

1

Inhale: 시작 자세를 유지한다.

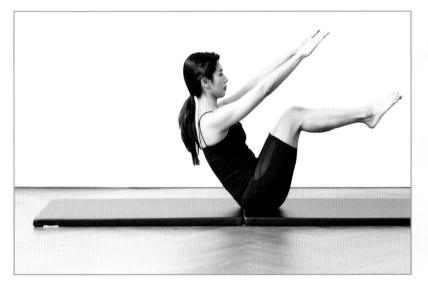

2

Exhale: 상체를 들어 올려 팔을 앞쪽으로 길게 뻗고 두 다리는 고관절을 90도로 들어 올린다.

▶양팔은 사선 또는 다리와 평행하게 뻗어 최대한 안정감을 유지한다.

Inhale: 두 다리는 자세를 유지하고 상체는 척추를 분절하여 매트에 닿고 양손은 머리 위로 뻗는다.

▶5~10회 반복

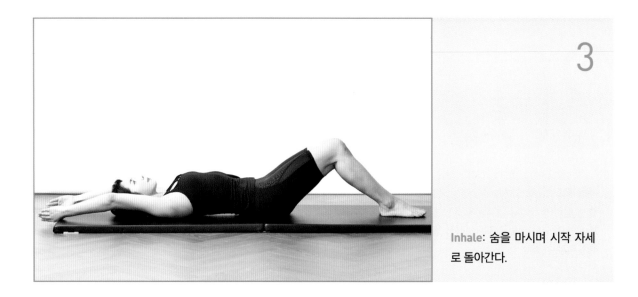

Inhale: 숨을 마시며 시작 자세
로 돌아간다.

● **주의 사항**

1. 견갑골의 안정성을 유지한다.
2. 동작을 수행하는 동안 연속적으로 척추 분절 움직임을 이끌어낸다.
3. 머리와 어깨의 보상 작용이 일어나지 않도록 주의한다.

30.-②

TEASER SERIES
Legs Diagonal

● **운동 목표**: 상체와 하체를 V자 형태로 들어 올리며 코어의 안정성과 조절 능력을 바탕으로 균형 능력과 협응력을 증진시킬 수 있다.

● **목표 근육**: 견갑골 안정화 근육, 복직근, 복사근, 고관절 굴곡근
● **시작 자세**: Supine / Imprint
   하지: 두 다리를 모아 발목은 Plantar flexion하여 척추의 Imprint를 유지할 수 있는 높이만큼 낮게 사선 방향으로 뻗는다.
   상지: 두 팔은 머리 위로 길게 뻗는다.

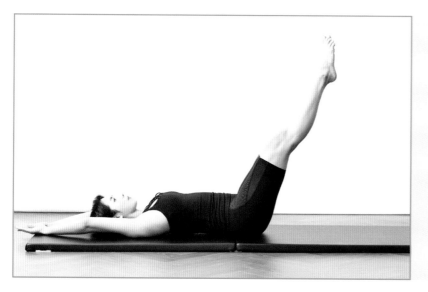

1

Exhale: 시작 자세를 유지한다.

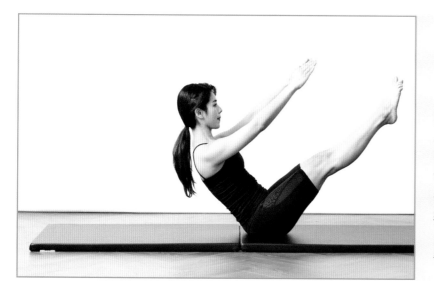

2

Inhale-Exhale: 두 팔은 양옆으로 끌어내려 사선으로 뻗어 올리며, 다리와 팔을 평행하게 유지한다. 경추부터 척추를 분절하여 상체를 굴곡해 올라오며 체중을 좌골 뒤에 싣는다.

▶요추는 약간 굴곡하되, 경추와 흉추는 곧게 세운다.

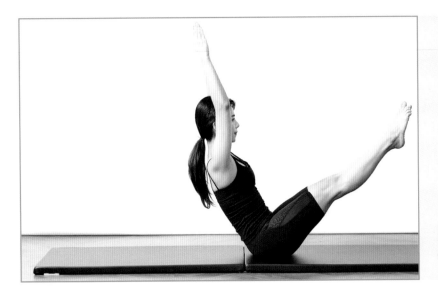

Inhale: 자세를 유지하며 두 팔을 귀 옆으로 곧게 뻗는다.

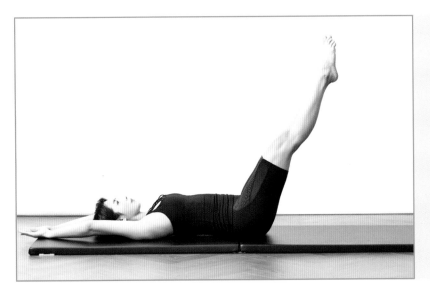

Exhale: 골반부터 말아 내려가며 척추를 Imprint하여 Roll down한다.

● **주의 사항**

1. 견갑골의 안정성을 유지한다.
2. 동작을 수행하는 동안 연속적으로 척추 분절 움직임을 이끌어낸다.
3. 머리와 어깨의 보상 작용이 일어나지 않도록 주의한다.

1. Prep1. 무릎을 굽혀 발을 매트에 붙이고 동작하기(4호흡)

   Inhale: 양팔을 천장 방향으로 보낸다.

   Exhale: 경추부터 상체를 Roll up해 올라온다.

   * 좌골보다 약간 뒤에 체중을 싣고 요추는 굴곡, 경추와 흉추는 곧게 세워 앉는다.

   Inhale: 양팔을 귀 옆으로 들어 올린다.

   Exhale: 골반부터 뒤로 굴리듯 Imprint를 거쳐 Roll down한다.

2. Prep2. 한 발만 매트에 붙이고 동작하기(4호흡)

   한쪽 다리는 사선 방향으로 뻗고, 반대쪽 다리는 무릎을 굽혀 세운다.

   Prep1과 동일한 순서로 진행한다.

3. Prep3. 두 다리 Tabletop 자세, 혹은 짐볼 위에 올리고 동작하기(4호흡)

   Prep1과 동일한 순서로 동작한다.

4. Prep4. Half roll down

   요추를 굴곡하여 체중을 좌골보다 약간 뒤에 싣고, 경추와 흉추는 바로 세워 앉는다.

   두 다리는 Tabletop하거나 짐볼 위에 올린 상태로 준비한다.

   Inhale: 시작 자세를 유지한다.

   Exhale: 골반부터 뒤로 굴리듯, 요추까지 Roll down한다.

   Inhale: Roll up하여 시작 자세로 돌아간다.

5. Roll up 시에 양팔을 엉덩이 옆까지 내리기

   복부 근력이 약한 경우 적용할 수 있다.

6. 발목 사이에 Circle 끼우기

   하체에 실리는 저항이 커진다.

7. 발에 Flex band 걸기

   팔을 뻗는 동작을 생략한다.

8. 발목이나 무릎 사이에 쿠션, 공 끼우기

   고관절 내전근을 활성화할 수 있다.

30.-③ TEASER SERIES
Lower & Lift Legs

● **운동 목표**: 상체를 유지하며 하체가 동작을 수행하는 동안 코어의 안정성과 조절 능력을 바탕으로 균형 능력과 협응력을 증진시킬 수 있다.

● **목표 근육**: 견갑골 안정화 근육, 복직근, 복사근, 고관절 굴곡근

● **시작 자세**: Supine / Imprint
하지: 두 다리를 모아 발목은 Plantar flexion하여 척추의 Imprint를 유지할 수 있는 높이만큼 낮게 사선 방향으로 뻗는다.
상지: 두 팔은 머리 위로 길게 뻗는다.

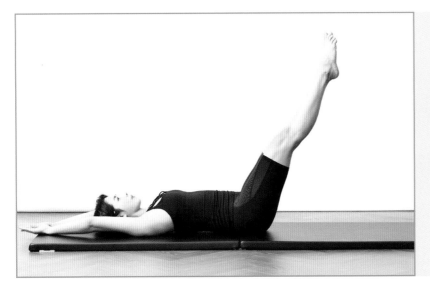

1

Exhale: 시작 자세를 유지한다.

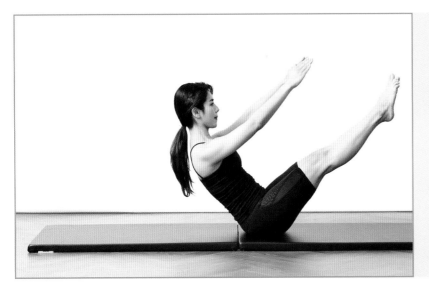

2

Inhale-Exhale: 두 팔은 양옆으로 끌어내려 사선으로 뻗어 올리며, 다리와 팔을 평행하게 유지한다. 경추부터 척추를 분절하여 상체를 굴곡해 올라오며 체중을 좌골 뒤에 싣는다.

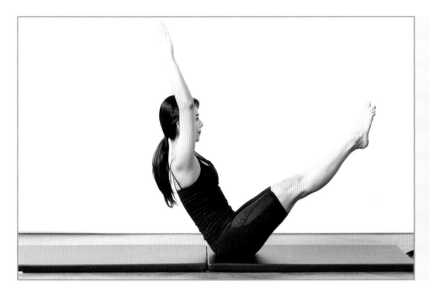

Inhale: 상체가 올라온 뒤 두 팔은 다시 귀 옆으로 곧게 뻗어 자세를 유지한다.

▶요추는 약간 굴곡하되 경추와 흉추는 곧게 세운다.

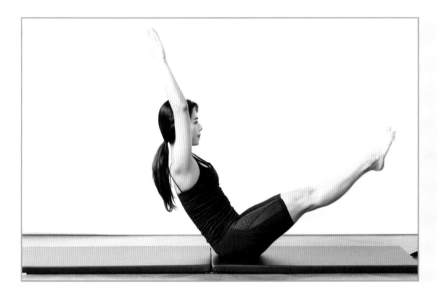

Exhale: 골반과 몸통을 안정화하여 유지할 수 있는 범위만큼 두 다리를 매트 가까이 내린다.

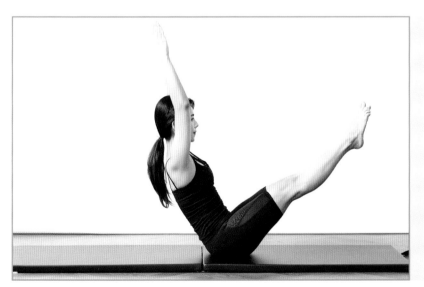

Inhale: 고관절을 굴곡하여 가능한 범위까지 다리를 들어 올린다.

▶동작을 3~5회 반복

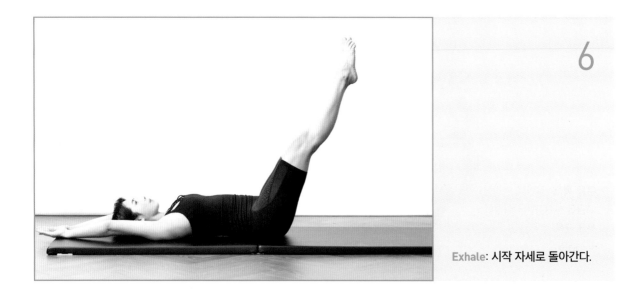

Exhale: 시작 자세로 돌아간다.

● 변형 동작	● 주의 사항

● 변형 동작

1. **Prep1. 무릎을 굽혀 발을 매트에 붙이고 동작하기(4호흡)**
   Inhale: 양팔을 천장 방향으로 보낸다.
   Exhale: 경추부터 상체를 Roll up해 올라온다.
   * 좌골보다 약간 뒤에 체중을 싣고 요추는 굴곡, 경추와 흉추는 곧게 세워 앉는다.
   Inhale: 양팔을 귀 옆으로 들어 올린다.
   Exhale: 골반부터 뒤로 굴리듯 Imprint를 거쳐 Roll down한다.

2. **Prep2. 한 발만 매트에 붙이고 동작하기(4호흡)**
   한쪽 다리는 사선 방향으로 뻗고, 반대쪽 다리는 무릎을 굽혀 세운다.
   Prep1과 동일한 순서로 진행한다.

3. **Prep3. 두 다리 Tabletop 자세, 혹은 짐볼 위에 올리고 동작하기(4호흡)**
   Prep1과 동일한 순서로 진행한다.

4. **Prep4. Half roll down**
   요추를 굴곡하여 체중을 좌골보다 약간 뒤에 싣고, 경추와 흉추는 바로 세워 앉는다.
   두 다리는 Tabletop하거나 짐볼 위에 올린 상태로 준비한다.
   Inhale: 시작 자세를 유지한다.
   Exhale: 골반부터 뒤로 굴리듯 요추까지 Roll down한다.
   Inhale: Roll up하여 시작 자세로 돌아간다.

5. **Roll up 시에 양팔을 엉덩이 옆까지 내리기**
   복부 근력이 약한 경우 적용할 수 있다.

6. **발목 사이에 Circle 끼우기**
   하체에 실리는 저항이 커진다.

7. **발에 Flex band 걸기**
   팔을 뻗는 동작을 생략한다.

8. **발목이나 무릎 사이에 쿠션, 공 끼우기**
   고관절 내전근을 활성화할 수 있다.

● 주의 사항

1. 견갑골의 안정성을 유지한다.
2. 동작을 수행하는 동안 연속적으로 척추 분절 움직임을 이끌어낸다.
3. 머리와 어깨의 보상 작용이 일어나지 않도록 주의한다.

31 SINGLE LEG EXTENSION

● **운동 목표**: 골반의 안정성을 유지하며 고관절 신전근을 강화한다.
● **목표 근육**: 견갑골 안정화 근육, 대둔근, 햄스트링

● **시작 자세**: Prone / Neutral
하지: 엎드린 자세에서 두 다리를 골반 넓이만큼 벌려 외회전하고, 발목은 Plantar flexion한다.
* 골반과 척추의 Neutral 상태를 유지할 수 있는 경우 다리를 붙이고 진행할 수 있다.
상지: 두 손등을 포개어 이마 아래에 놓는다.

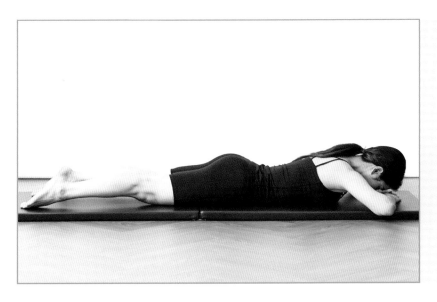

.1

Inhale: 시작 자세를 유지한다.

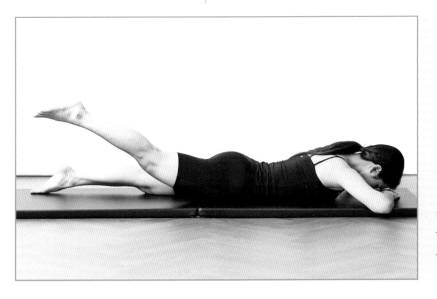

2

Exhale: 골반의 Neutral을 유지하며 한 다리를 매트에서 들어 올린다.

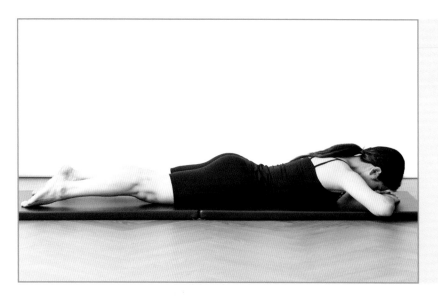

Inhale: 시작 자세로 돌아간다.

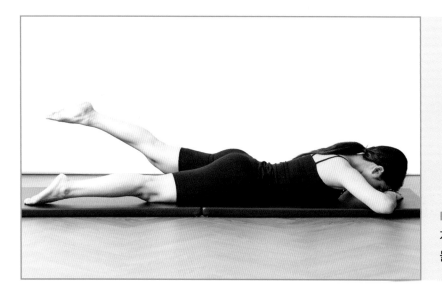

Exhale: 골반의 Neutral을 유지하며 반대쪽 다리를 매트에서 들어 올린다.

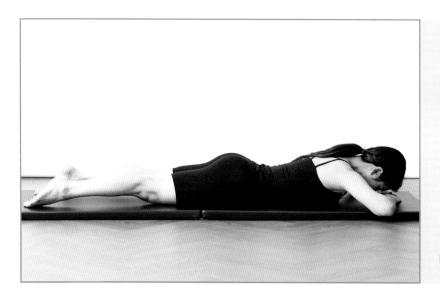

Inhale: 시작 자세로 돌아간다.

1. **Arc barrel 위에 엎드려 동작하기**
   고관절 굴곡근이 타이트하거나 요추전만 체형에게 적용할 수 있다.

2. **두 다리 한꺼번에 들기**
   골반의 안정화와 복부의 지지를 동시에 확실하게 하여 하부 요추의 긴장을 막을 수 있다. Swan dive와 Swimming을 위한 예비 동작이다.

3. **다리를 외회전하지 않고 평행하게 하여 동작하기**
   둔부의 다른 근육 활성화에 효과적이다.

1. 다리를 신전할 때 골반이 회전되거나, 전방 경사되지 않게 한다.
2. 상부 승모근이 긴장되지 않게 한다.

32 SWAN DIVE

- **운동 목표**: 척추기립근과 고관절 신전 근을 활성화하며 일정한 호흡 패턴에 맞춰 무게 중심을 이동하면서 근지구력 을 향상시킨다.

- **목표 근육**: 견갑골 안정화 근육, 척추기립근, 고관절 신전근
- **시작 자세**: Prone / Neutral
  하지: 두 다리를 어깨너비만큼 벌려 외회전하고, 발목은 Plantar flexion한다.
  상지: 팔꿈치를 구부려 양손으로 어깨 아래 매트를 지지한다.

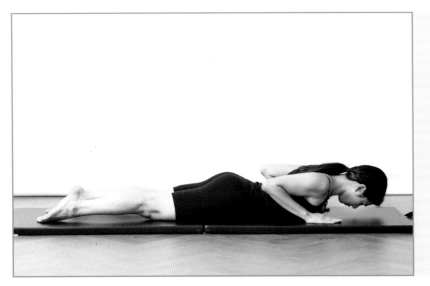

1

Exhale: 시작 자세를 유지한다.

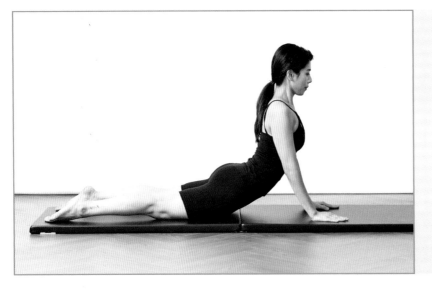

2

Inhale: 양손으로 바닥을 밀어 내 양쪽 팔꿈치를 펴 상체를 들 어 올리며 전상장골극까지 매트 에서 띄운다.

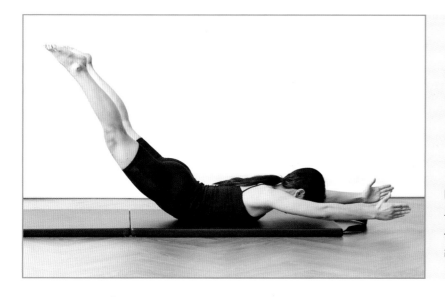

3

Exhale: 몸 전체를 활 모양으로
유지하며, 두 팔을 앞으로 뻗어
상체는 바닥으로 내려가고 두 다
리는 천장 방향으로 들어 올린다.

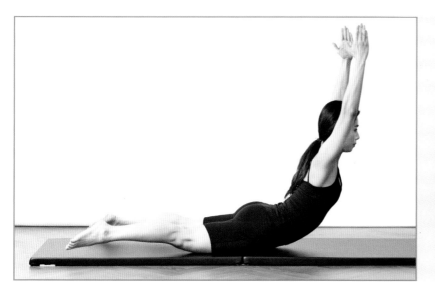

4

Inhale: 몸 전체를 활 모양으로
유지하며, 기립근의 힘으로 상
체를 들어 올리고 두 다리는 바
닥으로 내려간다.

▶다리가 매트에 닿고, 흉곽이 매트
에서 떨어진다.

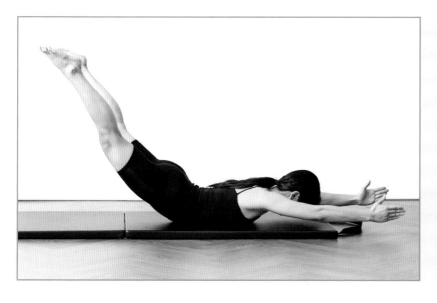

5

Exhale: 몸 전체를 활 모양으로
유지하며, 두 팔을 앞으로 뻗어
상체는 바닥으로 내려가고 두 다
리는 천장 방향으로 들어 올린다.

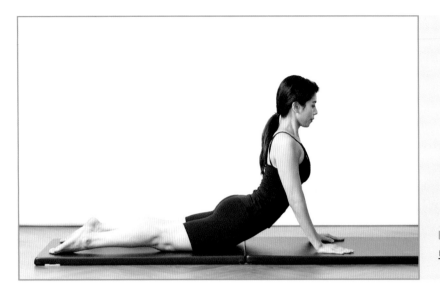

Inhale: 양손으로 어깨 아래 매트를 지지하여 몸통을 세운다.

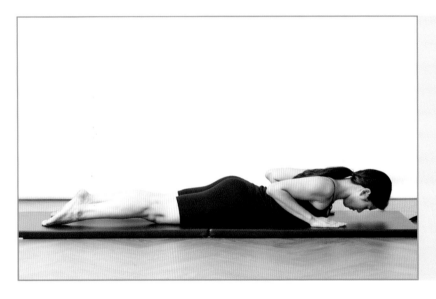

Exhale: 천천히 상체를 매트 위에 내려놓고 시작 자세로 돌아간다.

● **변형 동작**

1. **Swan dive prep. 하기(4호흡)**
   Inhale: 시작 자세를 유지한다.
   Exhale: 복부의 지지와 견갑골의 안정성을 유지할수 있는 만큼 멀리 척추를 신전하고 견갑골을 안정화한다.
   Inhale: 신전을 유지한다.
   Exhale: 시작 자세로 돌아간다.

2. **Swan dive prep. 하기(2호흡)**
   2호흡을 사용하여 조금 더 빨리 동작을 한다.
   Inhale: 견갑골을 안정화하고 척추를 신전한다.
   Exhale: 시작 자세로 돌아간다.

3. **Arc barrel 위에 엎드려 양팔로 바닥을 지지하고 동작하기**
   Arc를 사용하여 움직임을 자연스럽게 이끌어내는 대신, 동작의 난이도가 낮아진다.

● **주의 사항**

1. 견갑골을 안정화한 후 흉추를 신전하고, 동작을 수행하는 동안 견갑골의 안정성을 유지한다.

2. 척추를 신전할 때 복부 근육을 활성화하며 경추나 요추의 과신전을 피한다.

33 SWIMMING

● **운동 목표**: 척추기립근과 고관절 신전근의 등척성 운동을 진행하며, 상지와 하지가 교차하는 동작을 수행하는 동안 몸통과 골반의 안정성을 이끌어낸다.

● **목표 근육**: 견갑골 안정화 근육, 대둔근, 슬괵근, 삼각근
● **시작 자세**: Prone / Neutral
　하지: 두 다리를 어깨너비 간격으로 벌려 외회전하고, 발목은 Plantar flexion한다.
　상지: 양팔은 어깨너비 간격으로 벌려 정수리 방향을 향해 길게 뻗고, 손바닥은 바닥을 향한다.

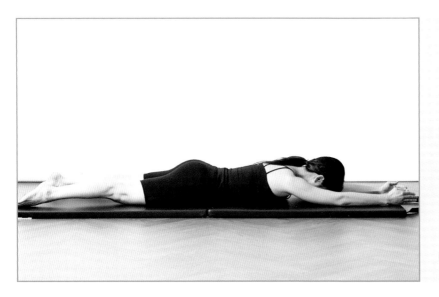

1

Inhale: 시작 자세를 유지한다.

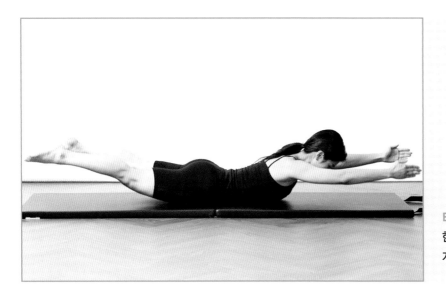

2

Exhale: 골반을 Neutral로 유지한 상태에서 팔과 다리를 평행하게 매트에서 띄워 올린다.

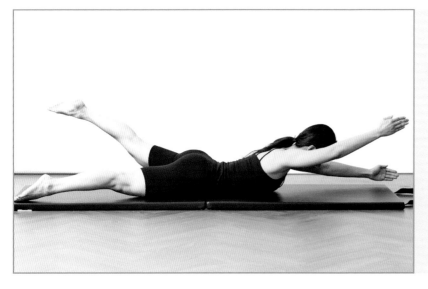

Inhale: 물장구를 치듯 대각선으로 팔과 다리를 더 높게 들어 올렸다 내리는 동작을 5번에 걸쳐 교차 반복한다.

▶마시는 숨을 5번으로 나눠 마신다.

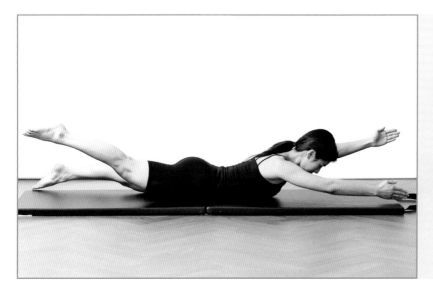

Exhale: 물장구를 치듯 대각선으로 팔과 다리를 더 높게 들어 올렸다 내리는 동작을 5번에 걸쳐 교차 반복한다.

▶내쉬는 숨을 5번으로 나눠 내쉰다.
▶3~5세트 반복

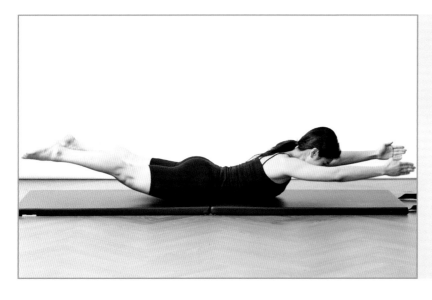

Inhale: 팔과 다리가 띄워진 상태에서 동작을 멈춘다.

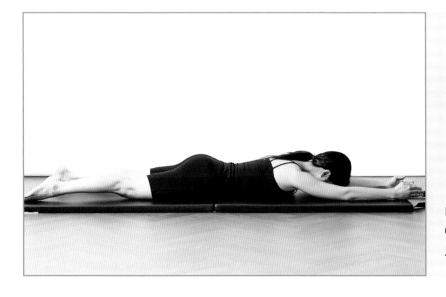

Exhale: 팔과 다리, 머리를 동시에 매트에 내려놓으며 시작 자세로 돌아간다.

● 변형 동작

1. Prep1. 다리 동작만 진행하기
   한쪽 다리만 동작하거나 두 다리 모두 동작할 수 있다.

2. Prep2. 팔 동작만 진행하기
   팔을 하나씩 들어 올려 양팔 모두 띄운 상태를 유지하는 연습을 진행한다.

3. Prep3. 대측성 움직임 연습하기
   대각선으로 팔다리를 한 번씩 매트에서 띄워 올려본다.

4. Prep4. 네발기기 자세로 동작하기
   대각선으로 팔다리를 길게 뻗어 올렸다가 내린다. Prone 자세에서 가동 범위가 작거나 요추 과신전이 일어나는 경우 적용할 수 있다.

5. 앉은 자세에서 팔 동작 연습하기
   무릎을 꿇거나 발뒤꿈치에 엉덩이를 내려놓고 앉아 양팔을 천장 방향으로 뻗어 올려 교차 움직임을 연습한다. 척추후만 체형이나 대흉근, 광배근이 타이트한 경우 적용할 수 있다.

6. Raised mat 끝에서 상체를 밖으로 빼고 진행하기
   척추후만 체형이나 윗등, 어깨 주변 근육이 타이트한 경우 적용할 수 있다.

7. Arc barrel 위에 엎드려서 동작하기
   몸통의 안정성을 유지하기 어려워 난이도가 높아진다.

8. 다리 외회전 없이 평행하게 하여 동작하기
   둔부의 다른 근육 활성화에 효과적이다.

9. 천천히 동작하기
   5번 반복 동작 없이 Exhale에 대각선으로 팔다리를 들어 올렸다가 Inhale에 내린다.

10. 빠르게 동작하기
    2배속으로 빠르게 동작하여 난이도를 높인다.

11. 스타카토 호흡 적용하기
    동작의 리듬을 유지하는 데 도움을 줄 수 있다.

● 주의 사항

1. 견갑골을 안정화하며 승모근이 과사용되지 않도록 주의한다.

2. 동작을 수행하는 동안, 리듬을 타며 호흡 패턴을 잃지 않도록 한다.

3. 몸통의 안정성을 유지할 수 있도록 가동 범위를 조절한다.

4. 상부 흉추의 신전 상태를 일정한 높이로 유지한다.

34 LEG PULL FRONT

● **운동 목표**: 발목의 Plantar / Dorsi flexion 을 통해 무게 중심을 이동할 때 몸통의 안정성을 유지하며 견갑골 안정화와 협 응력을 향상시킨다.

● **목표 근육**: 견갑골 안정화 근육, 대흉근, 전거근, 고관절 신전근, 발목의 배측·저측 굴 곡근

● **시작 자세**: Push up position / Neutral
정수리부터 발뒤꿈치까지 일직선을 유지한다.
하지: 두 다리를 뻗어 나란히 모으고 발앞꿈치로 체중을 지지한다.
상지: 양팔을 곧게 뻗어 어깨와 손목을 일직선상에 놓고, 손바닥은 매트를 향한다.

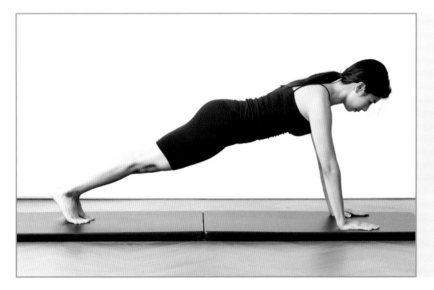

1

Exhale: 시작 자세를 유지한다.

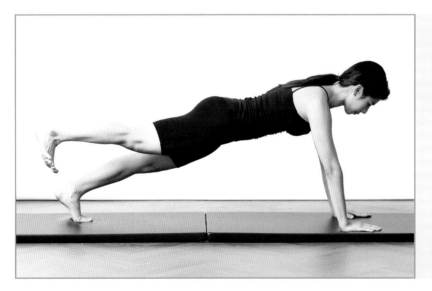

2

Inhale: 골반을 Neutral로 유 지할 수 있는 범위에서 한쪽 다 리를 들어 올리며 발목을 Dorsi flexion한다.

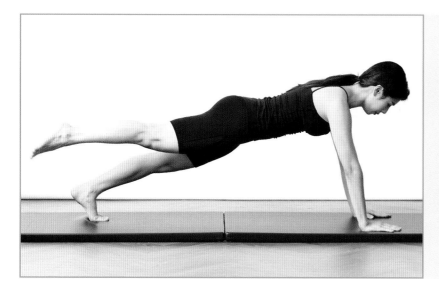

3

Exhale: 바닥에 지지한 다리의 발목을 더 깊게 Dorsi flexion하여 무게 중심을 뒤로 보낸다. 들어 올린 다리의 발목은 Plantar flexion으로 바꾼다.

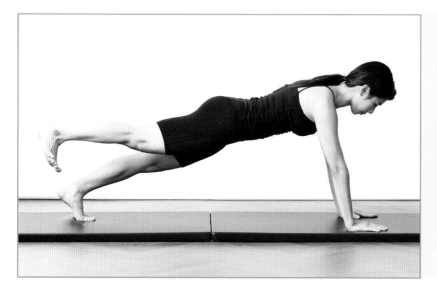

4

Inhale: 들고 있는 다리의 발목을 다시 Dorsi flexion하고, 지지하는 다리 발목을 Plantar flexion하며 무게 중심을 앞으로 보내 몸 전체를 정수리 방향으로 약간 이동한다.

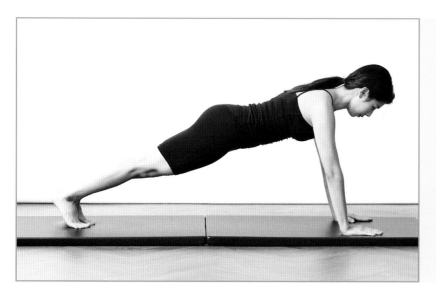

5

Exhale: 들고 있는 다리를 다시 매트 위로 내리며 시작 자세로 돌아간다.

1. Prep1. 네발기기 자세로 동작하기
   두 다리를 붙인 상태로 발앞꿈치에 체중을 싣는다.
   Inhale: 시작 자세를 유지한다.
   Exhale: 두 무릎을 매트에서 약간 띄워 올린다.
   Inhale: 자세를 유지한다.
   Exhale: 두 무릎을 매트 위에 내려 놓는다.

2. Prep2. Prep1에서 다리를 하나씩 들어 올렸다 내리기

3. Prep3. Prep1 & Prep2에서 무릎을 골반보다 약간 뒤에 두고 동작하기

4. Prep4. Prep3에서 무릎을 더 멀리 두고 시작하기
   무릎을 펴 Push up 자세를 만드는 연습을 진행한다.

5. 무게 중심 이동 생략하기
   다리를 하나씩 들어 올렸다 내리는 동작만 반복한다.

6. Arc barrel에 손 짚고 동작하기
   상지에 무리가 가는 경우 적용할 수 있다.

7. 다리를 바꾸지 않고 한쪽 다리로 동작하기
   한쪽 다리로 3회 반복하여 운동한 후에 반대쪽 다리로 바꾼다.
   신체 협응력과 지구력을 향상시킬 수 있다.

1. 한쪽 다리를 들어 올릴 때, 지지하는 다리가 굴곡되지 않도록 한다.

2. 동작 중 골반이 회전하거나 기울지 않도록 한다.

3. 대퇴근육의 힘으로 슬개골을 당겨 올리는 듯한 느낌을 유지하며 다리를 곧게 뻗는다.

4. 어깨는 넓게 유지하고 견갑골 안정화에 초점을 맞춘다.

5. 경추의 중립 상태를 유지한다.

35 LEG PULL

● **운동 목표**: Leg pull front의 반대 자세로, 두 다리를 번갈아 들어 올리는 동안 몸통과 골반의 안정성을 유지하고 견갑골 안정화와 상·하체의 지구력 및 협응력을 향상시킨다.

● **목표 근육**: 고관절 신전근·굴곡근, 발목의 저측·배측 굴곡근, 견갑골 안정화 근육(능형근, 전거근, 승모근, 광배근, 대원근)

● **시작 자세**: Reverse push up position / Neutral
골반을 바닥에서 띄워 올려 흉곽 하단부터 발뒤꿈치까지 직선을 이루며, 흉추는 약간 굴곡한 상태로 준비한다.
하지: 두 다리를 모아 외회전하고, 발목은 Plantar flexion한다.
상지: 양팔을 곧게 뻗어 어깨와 손목이 일직선이 되도록 유지하고 양손은 손끝이 바깥쪽을 향하도록 두고 체중을 지지한다.

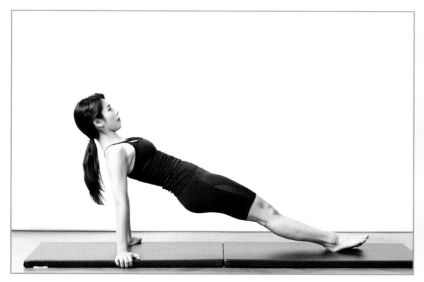

1

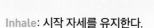
Inhale: 시작 자세를 유지한다.

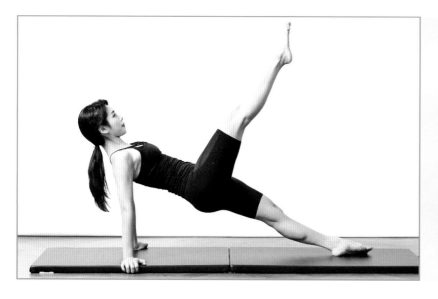

2

Exhale: 골반과 척추의 안정성을 유지할 수 있는 높이까지 한쪽 다리를 천장 방향으로 들어 올린다.

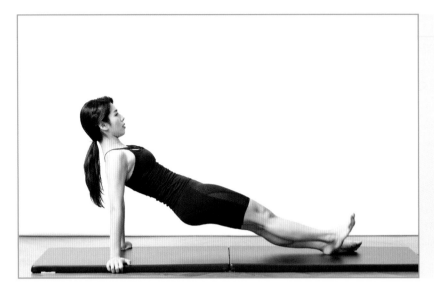

Inhale: 들어 올린 다리의 발목
을 Dorsi flexion하여 매트 방향
으로 내려놓는다.

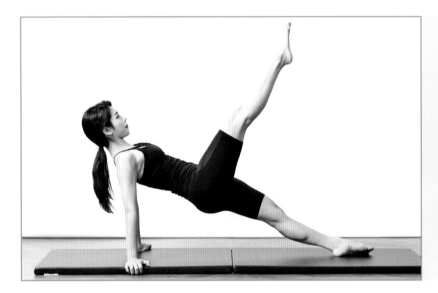

Exhale: 다시 같은 다리를 골반
과 척추의 안정성을 유지할 수
있는 높이까지 천장 방향으로 들
어 올린다.

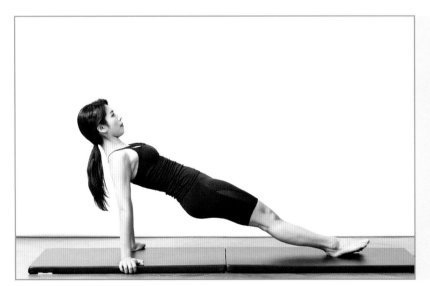

발목을 Plantar flexion하여 매
트에 내리며 시작 자세로 돌아간
다.

▶반대쪽 다리로 이어서 반복한다.

1. **골반을 매트에 내려두고 앉은 자세에서 시작하기**
    Inhale: 시작 자세를 유지한다.
    Exhale: 꼬리뼈를 안으로 말아내듯, 요추부터 굴곡하고 골반을 매트에서 들어 올린다.
    Inhale: 자세를 유지한다.
    Exhale: 천골부터 천천히 매트 위로 내려 시작 자세로 돌아간다.

2. **두 다리를 11자 정렬로 동작하기**
    무릎이 과신전되는 경우 적용한다.
    내측 슬괵근의 사용을 강조할 수 있다.

3. **다리 번갈아 가며 동작하기**
    5회에 걸쳐 두 다리를 번갈아 가며 동작한다.
    동작의 안정성을 유지하기 어려워지며 균형 감각과 협응력을 요한다.

4. **Arc barrel에 손 짚고 동작하기**
    발 쪽에 더 많은 체중을 실을 수 있어 상지가 약한 경우 적용할 수 있다.

1. 슬괵근과 대퇴사두근을 활성화하여 무릎의 굴곡이나 과신전을 방지한다.
2. 고관절 신전근과 복부 근육의 연결을 유지하여 골반을 안정화한다.
3. 다리를 들어올릴 때 어깨가 무너지지 않도록 견갑골을 안정화한다.

36 HIP TWIST

반복 횟수
각 방향
3~5회

● **운동 목표**: 고관절의 가동성을 끌어올리며 상체와 골반의 안정성을 유지하는 동작으로 고관절 굴곡근의 지구력을 요한다.

● **목표 근육**: 복직근, 복사근, 고관절 굴곡근, 견갑골 안정화 근육(능형근, 전거근, 승모근, 광배근, 대원근)

● **시작 자세**: Sitting / Imprint

체중을 좌골보다 약간 뒤에 싣고 앉는다. 요추는 약간 굴곡하되, 경추와 흉추는 곧게 세운다.

하지: 두 다리를 모아 고관절을 굴곡하여 천장 방향으로 뻗어 올린다.

상지: 두 팔은 등 뒤로 곧게 뻗고, 손끝이 바깥쪽을 향하도록 바닥을 짚으며 체중을 지지한다.

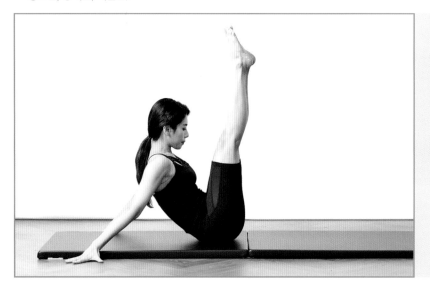

1

Inhale: 시작 자세를 유지한다.

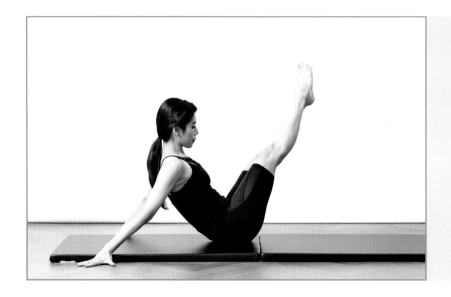

2

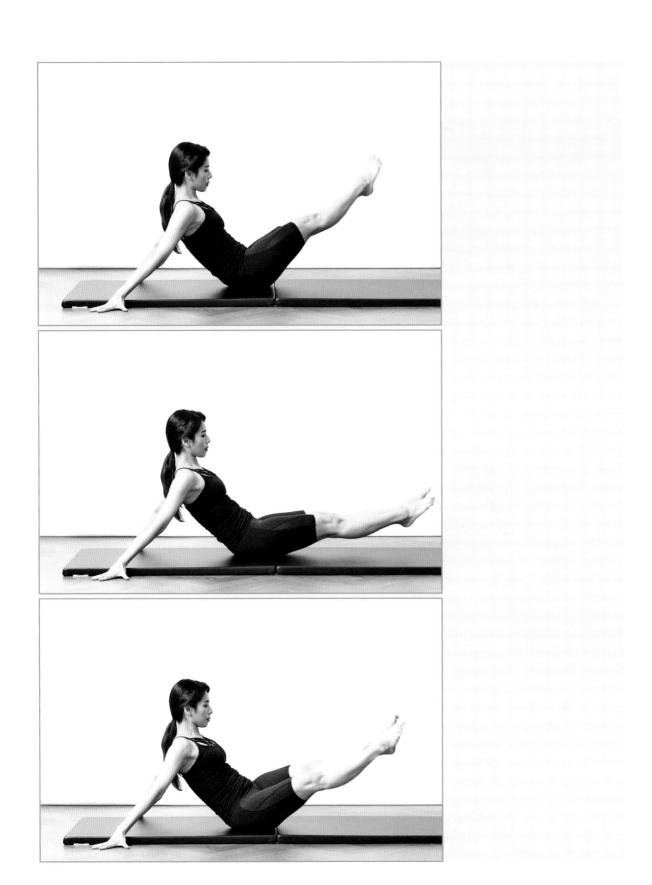

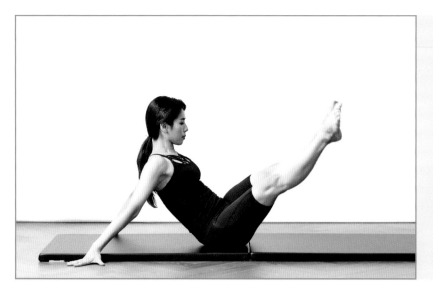

Exhale: 양팔로 바닥을 지지하며 두 다리를 뻗어 나란히 모은 상태에서 한쪽 방향으로 원의 2/3를 그린다.

3

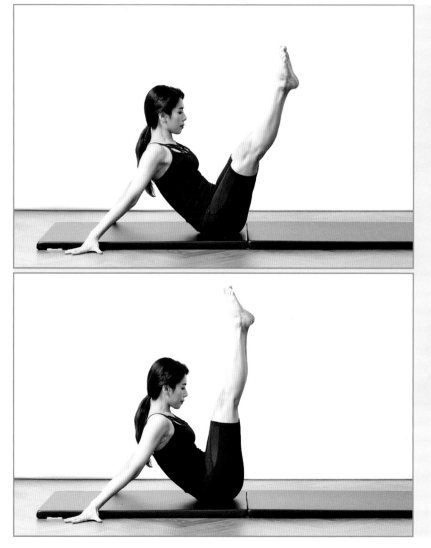

Inhale: 발끝으로 원의 1/3을 그리며 시작 자세로 돌아간다.

1. **팔꿈치를 굽혀 전완으로 체중 지지**
   어깨 근육이 타이트하거나 고관절 굴곡근이 약한 경우 적용할 수 있다.

2. **무릎을 굽히고 동작하기**
   고관절 굴곡근과 복부 근육의 근력이 부족한 경우 적용할 수 있다.

1. 견갑골을 안정화하여 어깨가 무너지지 않도록 한다.
2. 다리를 아래로 내릴 때 골반의 안정성을 유지하며 고관절 굴곡근이 길어지도록 한다.
3. 복부 근육의 수축을 유지하여 골반이 회전되거나 전방 경사를 이루지 않도록 한다.

37 CONTROL BALANCE

반복 횟수
각3~5회

- **운동 목표**: Jack knife보다 난이도가 높은 동작으로, 두 다리를 교차하여 움직이는 동안 몸통을 안정화하는 힘으로 균형을 유지한다. 상체와 하체의 협응력, 복부의 지구력, 균형 능력을 향상시킬 수 있다.

- **목표 근육**: 복직근, 복사근, 견갑골 안정화 근육, 고관절 신전근
- **시작 자세**: Supine / Imprint
  하지: 두 다리를 평행하게 모아 척추의 Imprint 상태를 유지할 수 있는 높이만큼 낮게 사선 방향으로 뻗으며 발목은 Plantar flexion한다.
  상지: 양팔은 정수리 방향으로 길게 뻗으며 손바닥이 천장을 향하도록 한다.

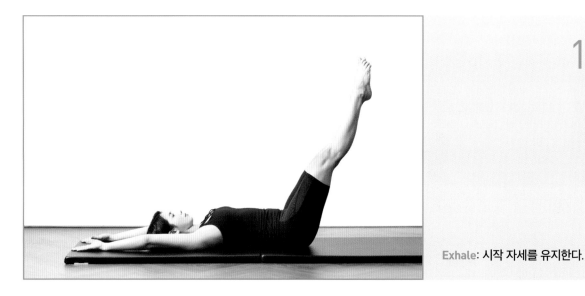

1

Exhale: 시작 자세를 유지한다.

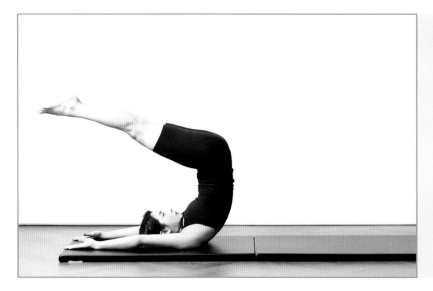

2

Inhale: 꼬리뼈부터 골반을 말아 올려 척추를 분절화하면서 Roll over한다.

▶이때 다리는 바닥과 평행을 이루도록 하며 견갑골 상단으로 체중을 지지한다.

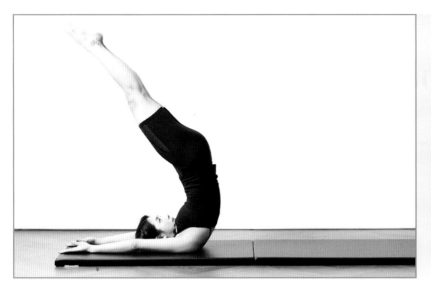

3

Exhale: Roll over 자세에서 견갑골 상단에 체중을 실으며 골반을 들어 올려 두 다리를 천장으로 뻗는다.

Inhale: 경추에 무게가 실리지 않도록 주의하며 자세를 유지한다.

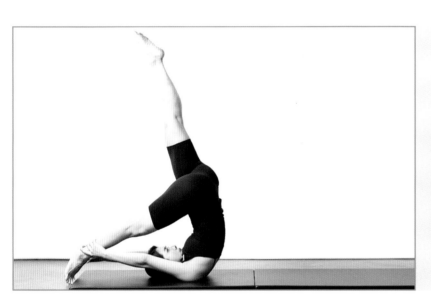

4

Exhale: 한쪽 다리의 고관절을 굴곡하여 발끝이 매트를 향하도록 하고 가능하다면 발목을 잡는다. 반대쪽 다리는 고관절을 더 신전하여 천장 방향으로 뻗어낸다.

Inhale: 상체를 유지하며 두 다리를 교차한다.

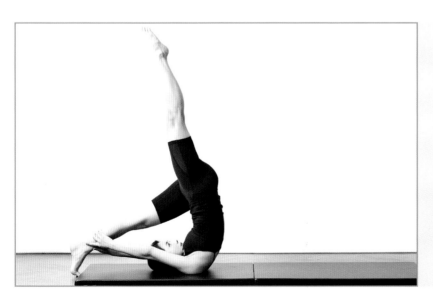

5

Exhale: 반대쪽 다리의 고관절을 굴곡하여 발끝이 매트를 향하도록 하고 가능하다면 발목을 잡는다.

▶3~5회 교차 반복

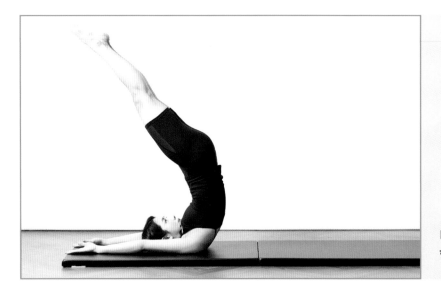

Inhale: 두 다리를 모아 천장 방향으로 길게 뻗는다.

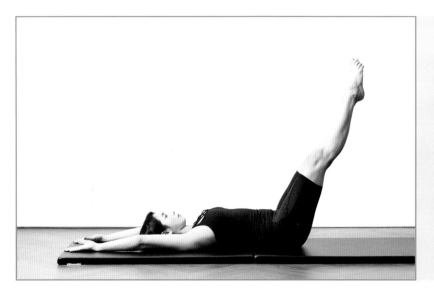

Exhale: 윗등부터 척추를 분절하여 Roll down하면서, 두 다리는 골반의 Imprint를 유지할 수 있는 높이만큼 낮게 뻗으며 시작 자세로 돌아간다.

● 변형 동작

다리의 교차 없이 동작하기
두 다리를 교차하여 움직이지 않고, 한쪽 다리를 매트 방향으로 내린 후 다시 천장 방향으로 들어 올린 다음 반대쪽 다리의 운동을 진행한다.

● 주의 사항

1. 체중이 경추에 실리지 않도록 주의한다.
2. 동작을 수행하는 동안 견갑골의 안정화를 유지한다.
3. 복횡근을 활성화하며 동작 중 복부 가운데가 볼록해지지 않고 편평한 상태를 유지한다.

38 CORKSCREW

● **운동 목표**: 견갑골의 안정성과 대퇴골의 가동성을 바탕으로 두 다리의 회선 움직임으로 척추의 연속적인 분절 움직임을 이끌어내며, 협응력을 증진시킬 수 있다.

● **목표 근육**: 견갑골 안정화 근육, 복직근, 복사근, 고관절 굴곡근

● **시작 자세**: Supine / Imprint

하지: 두 다리를 평행하게 모아 척추의 Imprint 상태를 유지할 수 있는 높이만큼 낮게 사선 방향으로 뻗으며 발목은 Plantar flexion한다.

상지: 양팔은 손바닥이 아래쪽을 향하도록 길게 뻗어 골반 옆쪽 매트를 누른다.

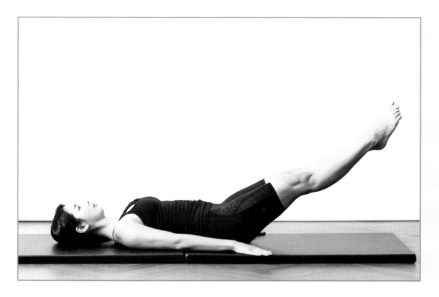

1

Inhale: 척추의 Imprint 상태를 유지하며 두 다리를 들어 올려 사선 방향으로 뻗으며 유지한다.

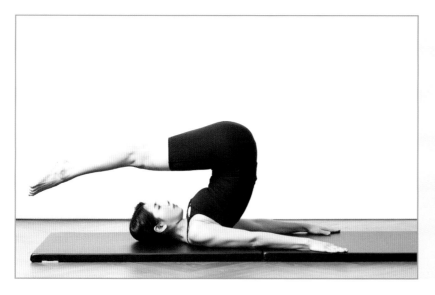

2

Exhale: 꼬리뼈부터 골반을 말아 올려 척추를 분절화하면서 Roll over한다.

▶이때 다리는 바닥과 평행을 이루도록 하며 견갑골 상단으로 체중을 지지한다.

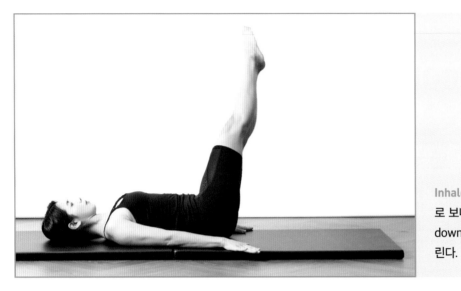

Inhale: 두 다리를 한쪽 방향으로 보내어 윗등부터 척추를 Roll down하며 발끝으로 반원을 그린다.

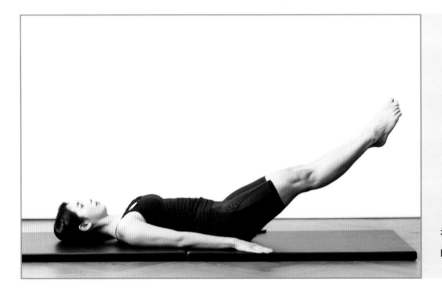

척추의 Imprint 상태를 유지하며 다리를 사선 방향으로 뻗는다.

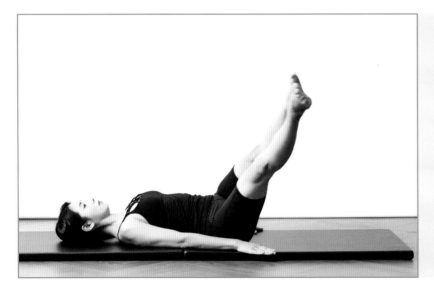

Exhale: 발끝으로 반원을 그리며 반대쪽 방향으로 이어서 Roll over한다.

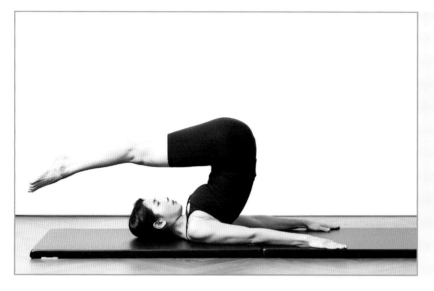

Inhale: 두 다리를 중심선에 위치하며 자세를 유지한다.
▶원의 방향을 바꿔가며 3~5회 반복

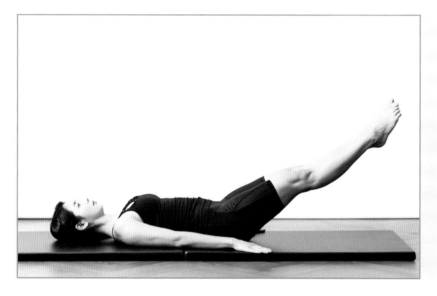

Exhale: 두 다리를 Roll over한 자세에서 몸통의 중심선에 유지한 뒤, 윗등부터 천천히 Roll down하며 시작 자세로 돌아간다.

● 변형 동작

1. 골반을 매트에 내려두고 동작하기
   하지의 무게를 들어 올리는 복부의 근력과 골반의 안정성을 향상시키기 위한 연습을 진행한다.

2. Arc barrel에 골반을 받치고 동작하기
   복부의 근력과 척추 분절을 위한 조절 능력이 부족한 경우 적용할 수 있다.

● 주의 사항

1. 두 다리가 반원을 그리는 동안 몸통은 중심선에서 벗어나지 않는다.

2. 견갑골의 안정화를 유지하며 체중이 경추에 실리지 않도록 주의한다.

3. 복횡근을 활성화하여 동작 중 복부 가운데가 볼록해지지 않고 편평한 상태를 유지한다.

4. 동작을 수행하는 동안 연속적으로 척추 분절 움직임을 이끌어낸다.

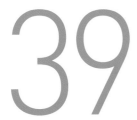

SIDE KICK KNEELING

- **운동 목표**: 바닥을 지지하는 견갑골 안정화 근육과 고관절 외전근의 지구력과 움직이는 다리의 가동성을 이끌어내며, 다리의 움직임 동안 손과 무릎의 힘의 균형을 이끌어낼 수 있다.
- **목표 근육**: 견갑골 안정화 근육, 고관절 굴곡근, 고관절 신전근

- **시작 자세**: Side-kneeling / Neutral
몸통이 측면을 바라보고 상체를 기울여 한쪽 팔과 다리로 바닥을 지지한다.
하지: 지지하는 다리의 무릎과 골반이 일직선을 유지하고, 위쪽 다리는 골반 높이만큼 들어 올려 발끝을 곧게 뻗는다.
상지: 지지하는 팔은 손목과 어깨를 일직선으로 유지하고 위쪽 팔은 팔꿈치가 천장을 향하도록 굽혀 손끝을 머리 뒤쪽에 가볍게 댄다.

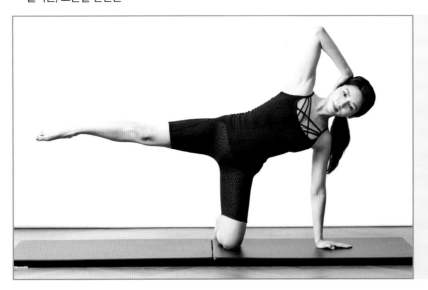

1

Exhale: 시작 자세를 유지한다.

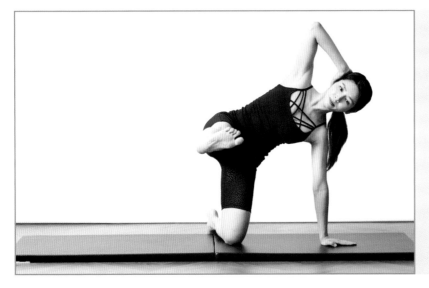

2

Inhale: 위쪽 다리의 고관절을 몸통 앞으로 깊게 굴곡하며 발목은 Dorsi flexion한다.

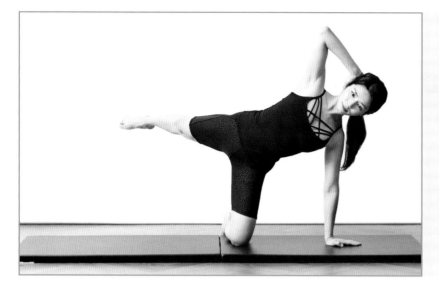

Exhale: 위쪽 다리의 발목을
Plantar flexion하며 고관절을
신전하여 다리를 몸통보다 약간
뒤로 보낸다.

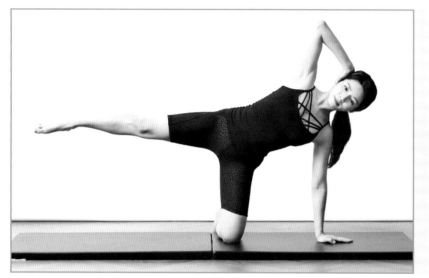

Inhale: 시작 자세로 돌아간다.

● **주의 사항**

1. 척추가 신전되거나 굴곡되지 않도록 몸통과 골반의 안정성을 유지한다.
2. 상부 승모근이 과긴장하지 않도록 한다.
3. 골반이 회전하거나 한쪽으로 기울지 않도록 한다.

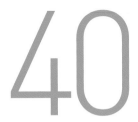

SEAL

반복 횟수
8~10회

- **운동 목표**: 몸을 앞뒤로 구르는 동안 신체의 무게 중심을 이동하며 복부의 강한 수축과 지구력으로 척추의 굴곡과 몸의 균형을 유지한다.
- **목표 근육**: 고관절 외회전근, 내전근, 견갑골 안정화 근육, 복직근, 복사근

- **시작 자세**: Sitting / Imprint
좌골의 약간 뒤쪽에 체중을 싣고 앉아 척추의 C자 곡선을 유지한다.
하지: 두 다리를 외회전한 상태에서 무릎을 굽혀 몸쪽 가까이 가져오며 발뒤꿈치를 서로 마주 붙이고 두 발을 매트에서 들어 올린다.
상지: 다리 사이로 양손을 뻗어 발목 바깥쪽을 잡는다.

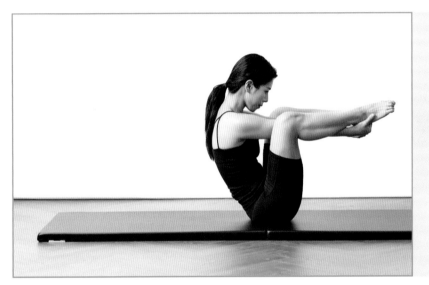

1

Exhale: 시작 자세를 유지한다.

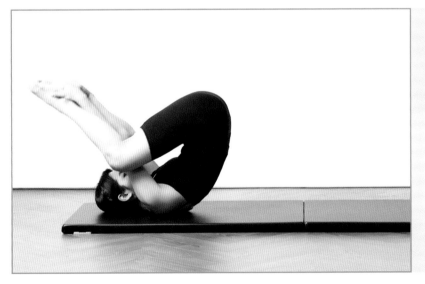

2

Inhale: 척추의 C자 곡선을 유지하면서 뒤로 구르며 뒤꿈치로 3번 박수 친다.

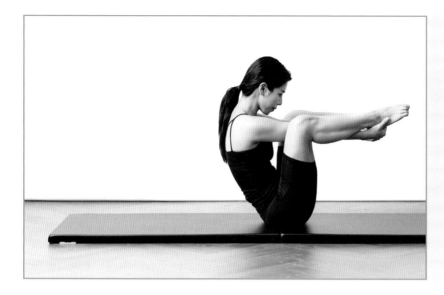

Exhale: 척추의 C자 곡선을 유지하면서 앞으로 굴러 시작 자세로 돌아오며 뒤꿈치로 3번 박수를 치는 동안 균형을 유지한다.

● **변형 동작**

1. **발바닥으로 박수 치기 생략**
   발바닥으로 박수를 치는 동작을 생략했다가 1회 → 2회 → 3회로 차츰 횟수를 늘린다.

2. **양팔을 다리 바깥으로 빼서 발목 잡기**
   어깨가 넓은 체형이거나 어깨 주변 근육이 타이트한 경우 적용할 수 있다.

● **주의 사항**

1. 구르기를 하는 동안 척추의 중심선을 따라 움직여야 한다.
2. 고관절 굴곡근이 과사용되지 않도록 전상장골극과 대퇴 사이의 거리를 유지한다.
3. 견갑골을 안정화한다.
4. 복부 근육의 힘으로 척추의 C자 곡선을 유지한다.

41 SIDE BEND

반복 횟수
각 **3~5**회

● **운동 목표**: 지지하는 팔과 다리의 안정성을 바탕으로 몸통 전체를 지면에서 띄워 올려 외측 굴곡한다.

● **목표 근육**: 견갑골 안정화 근육, 복사근, 고관절 신전근, 고관절 내전근, 전거근

● **시작 자세**: Side-sitting / Neutral

몸통이 측면을 바라본 상태에서 한쪽 엉덩이에 체중을 싣고 앉는다.

하지: 아래쪽 다리 외측면은 바닥을 지지하고, 위쪽 다리는 외회전 상태로 무릎을 세워 아래쪽 다리 발목 앞에 내려놓는다.

상지: 세워진 무릎 위에 한쪽 손을 얹고 손바닥이 천장을 바라보도록 하며, 반대쪽 손은 몸통에서 약간 떨어진 위치에서 바닥을 지지한다. 단, 바닥을 지지한 손과 골반은 같은 선상에 위치하도록 한다.

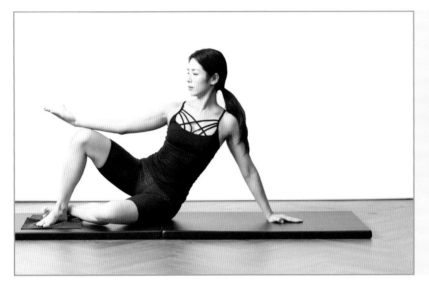

1

Exhale: 시작 자세를 유지한다.

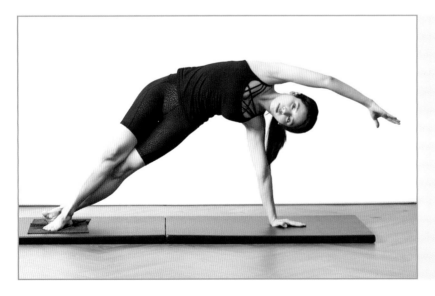

2

Inhale: 어깨를 안정화하고 골반을 천장 방향으로 들어 올려 척추를 외측 굴곡한다. 무릎을 끝까지 펴서 몸 전체가 활 모양을 이루며, 위쪽 팔은 귀 옆에서 정수리 방향으로 부드럽게 뻗는다.

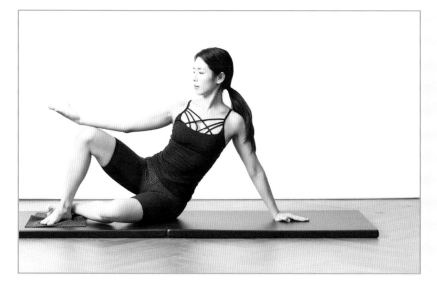

Exhale: 무릎을 굽혀 골반을 매트에 내려놓고 시작 자세로 돌아간다.

● 변형 동작

1. **Prep.1 무릎을 펴지 않고 동작하기**
   Inhale: 시작 자세를 유지한다.
   Exhale: 아래 다리의 정강이로 체중을 지지하며 골반을 천장 방향으로 들어 올린다.
   Inhale: 시작 자세로 돌아간다.

2. **Mermaid 자세로 동작하기**
   위쪽 다리를 세우지 않고 동작한다. 호흡은 Prep1과 동일하며, 체중을 지지하는 손을 무릎과 같은 선상에 둔다.

3. **4호흡으로 진행하기**
   동작을 천천히 숙지할 수 있도록 한다.

4. **발 위치 바꾸기**
   발이 몸통과 가까워질수록 척추의 외측 굴곡 운동 범위가 커지고, 발이 멀어지면 운동 범위가 작아진다.

● 주의 사항

1. 한 손과 두 발로 바닥을 지지하며 몸의 균형이 무너지지 않도록 한다.
2. 복부 근육의 수축을 유지하여 흉곽의 회전을 방지한다.
3. 대둔근, 슬괵근, 복부 근육을 활성화하여 고관절의 굴곡이나 골반의 전방 경사를 방지한다.

42 TWIST

● **운동 목표**: Side bend에서 난이도를 향 상시킨 동작으로, 척추의 외측 굴곡에 이어 회전 움직임을 더한다. 다양한 운 동면에서의 저항에 대응하여 몸통과 골 반의 안정성을 유지해야 하므로 향상된 균형 감각과 신체 협응력을 이끌어낼 수 있다.

● **목표 근육**: 견갑골 안정화 근육, 복사근, 고관절 신전근, 고관절 내전근, 전거근
● **시작 자세**: Side-sitting / Neutral
몸통이 측면을 바라본 상태에서 한쪽 엉덩이에 체중을 싣고 앉는다.
하지: 아래쪽 다리 외측면은 바닥을 지지하고, 위쪽 다리는 외회전 상태로 무릎을 세워 아래쪽 다리 발목 앞에 내려놓는다.
상지: 세워진 무릎 위에 한쪽 손을 얹고 손바닥이 천장을 바라보도록 하며, 반대쪽 손 은 몸통에서 약간 떨어진 위치에서 바닥을 지지한다. 단, 바닥을 지지한 손과 골반은 같은 선상에 위치하도록 한다.

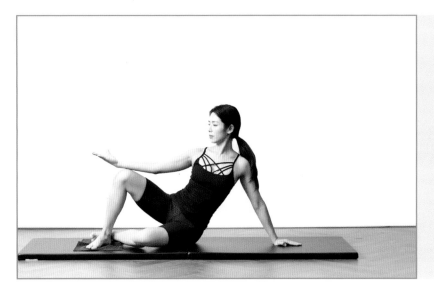

1

Exhale: 시작 자세를 유지한다.

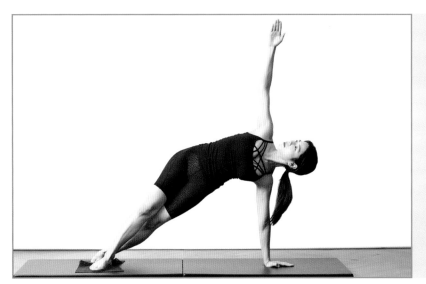

2

Inhale: 한손으로 바닥을 지지 하며 골반의 앞면이 정면을 유지 하도록 천장 방향으로 들어 올린 다. 이때, 위쪽 팔은 천장 방향으 로 곧게 뻗는다.

▶무릎을 부드럽게 펴 몸 전체가 활 모양을 이루도록 척추를 외측 굴곡 한다.

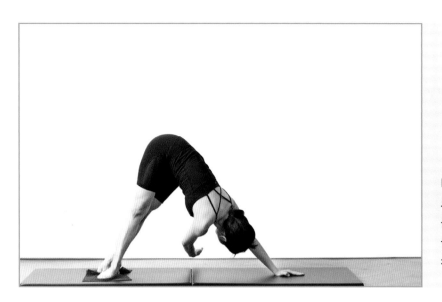

Exhale: 위쪽 팔이 몸통 앞을 가로지르며 내려온다. 동시에 척추를 굴곡 및 회전하여 가슴과 얼굴이 매트를 바라보고, 골반이 천장을 향하도록 한다.

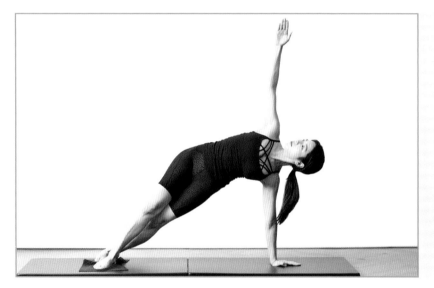

Inhale: 위쪽 팔을 다시 천장 방향으로 곧게 뻗고 상체를 정면으로 돌린다.

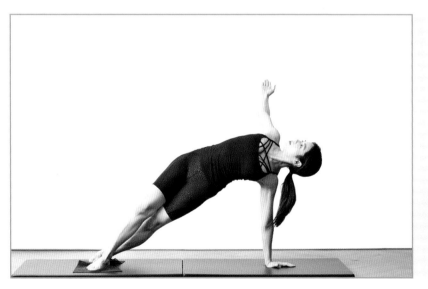

Exhale: 상체를 약간 천장 방향으로 회전하며, 위쪽 팔을 몸통 뒤쪽으로 뻗어낸다.

▶이때 골반이 함께 회전하지 않도록 운동 범위를 조절한다.

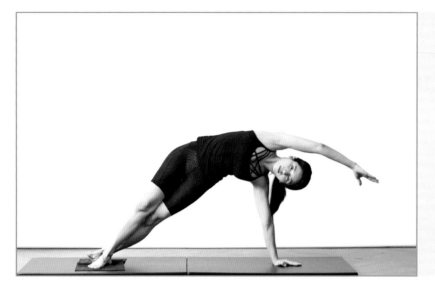

Inhale: 위쪽 팔이 귀 옆을 지나 정수리 방향으로 부드럽게 뻗으며 몸통은 정면으로 돌아간다.

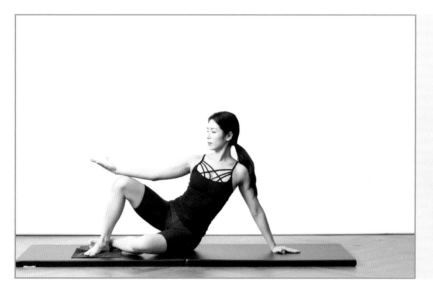

Exhale: 무릎을 접어 골반을 매트에 내려놓으며 시작 자세로 돌아간다.

● 변형 동작

발 위치 바꾸기
발이 몸통과 가까워질수록 척추의 외측 굴곡 운동 범위가 커지고, 발이 멀어지면 운동 범위가 작아진다.

● 주의 사항

1. 견갑골을 안정화하여 어깨가 무너지지 않도록 한다.
2. 대둔근, 슬괵근, 복부 근육을 활성화하여 고관절의 굴곡이나 골반의 전방 경사를 방지한다.
3. 바닥을 향해 몸통을 회전할 때는 골반이 함께 회전하지만, 천장 방향으로 회전할 때는 골반이 따라가지 않도록 주의한다.
4. 복부 근육의 연결을 유지하여 흉곽이 앞으로 튀어나오지 않도록 주의한다.

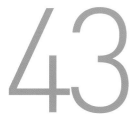

43 ROCKING

● **운동 목표**: 상체와 하체를 최대한 중력 반대 방향으로 들어 올리며 신체의 후면 근육을 모두 활성화한다.

● **목표 근육**: 견갑골 안정화 근육, 고관절 신전근, 척추기립근, 대퇴사두근, 대흉근

● **시작 자세**: Prone / Neutral

하지: 두 다리를 모아 무릎을 접고 발뒤꿈치가 엉덩이 가까이 오도록 하여 발목은 Plantar flexion한다.

상지: 견갑골을 안정화한 상태에서 양팔을 몸통 뒤로 보내 손으로 발등을 잡는다.

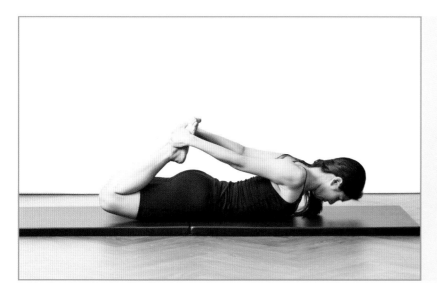

1

Exhale: 시작 자세를 유지한다.

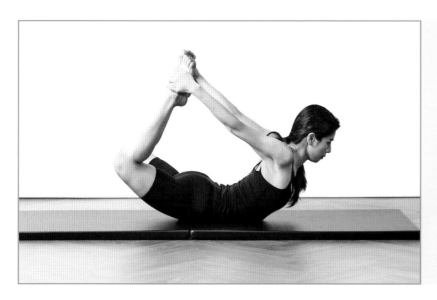

2

Inhale: 발등으로 손을 지그시 밀어내는 동시에, 손으로 발을 당기며 가슴 앞쪽을 부드럽게 이완하며 척추를 신전한다.

▶허벅지를 매트에서 띄워 올릴 때, 두 다리 사이가 약간 벌어질 수 있다.

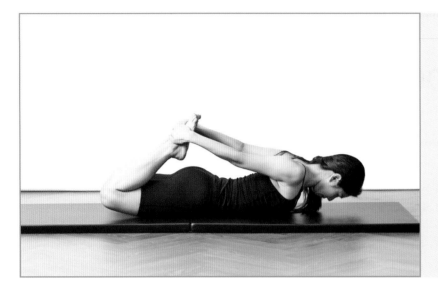

Exhale: 상체를 천천히 매트 위에 내려놓고 발뒤꿈치를 엉덩이 쪽으로 가져와 허벅지 앞쪽을 길게 늘려 시작 자세로 돌아간다.

● 변형 동작

1. **발목에 Flex band 걸고 동작하기**
   유연성이 부족한 경우 적용할 수 있다.

2. **반대로 호흡하기**
   Exhale에 척추를 신전한다. 복부의 연결성을 강하게 유지하며 척추를 지지할 수 있다.

3. **몸 앞뒤로 굴리기**
   척추를 신전한 상태에서 무게 중심을 앞뒤로 이동하여 Rock forward, Rock back up 한다. 몸통의 안정성을 유지하기 어려워 난이도가 높아진다.
   Inhale: 상체와 하체를 매트에서 띄워 올린다.
   Exhale: 몸을 활 모양으로 유지하며 둔근과 햄스트링의 힘으로 무게 중심을 앞으로 이동하여 흉곽 하단이 매트에 닿는다.
   Inhale: 척추기립근의 힘으로 체중을 뒤로 보내 다시 흉곽을 매트에서 띄워 올린다.
   5~10회 반복한다.
   Exhale: 상체와 하체를 매트에 내려놓고 시작 자세로 돌아간다.

● 주의 사항

1. 견갑골을 안정화한 후 척추의 신전을 하는 동안 승모근이 과긴장하지 않도록 주의한다.

2. 척추가 신전할 때 복부 근육의 연결을 유지하여 요추가 과신전되지 않도록 한다.

3. 요추와 경추를 과신전되지 않게 하며 호흡을 이용하여 동작을 이끌어낸다.

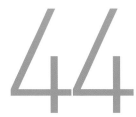

BOOMERANG

● **운동 목표**: 복부의 강한 연결을 유지한 상태로 척추의 분절, 그리고 상지와 하지의 복합적인 움직임을 더해 높은 수준의 신체 협응력과 균형 감각을 증진시킬 수 있다.

● **목표 근육**: 고관절 외회전근, 내전근, 복직근, 복사근, 고관절 굴곡근·신전근

● **시작 자세**: Long-sitting / Neutral
다리를 길게 뻗고 앉아 상체를 허벅지 위로 숙여 척추 굴곡 상태로 준비한다.
하지: 다리는 길게 뻗어 외회전하고, 두 다리를 가로질러 모은다.
상지: 양팔은 몸통 옆으로 내려 손바닥이 바닥을 가볍게 지지한다.

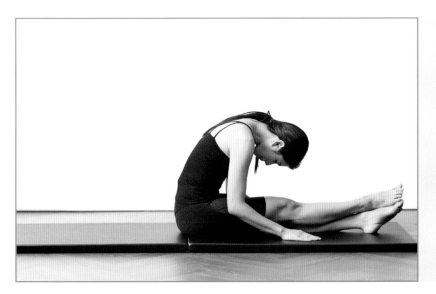

1

Inhale: 시작 자세를 유지한다.

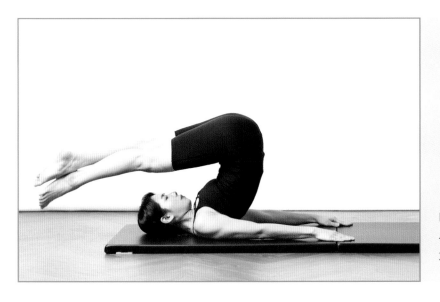

2

Exhale: 몸통과 다리의 거리를 유지하여 상부 흉추에 체중을 지지하며 척추를 Roll back한다.

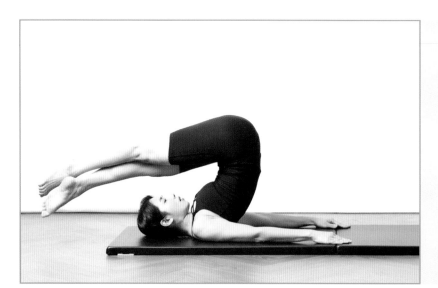

Inhale: 다리를 어깨너비로 벌렸다가 반대로 가로질러 모은다.

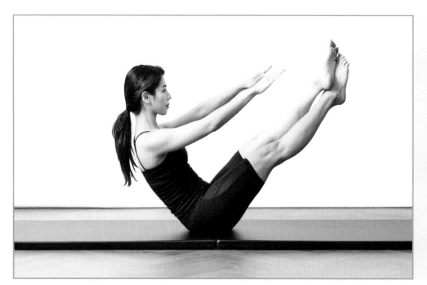

Exhale: 다리를 공중에 띄운 상태로 상체를 앞으로 숙이며 올라와 몸 전체를 V자 형태로 만든다.
좌골의 약간 뒤에 체중을 싣고 양 손끝이 발쪽을 향하도록 팔을 사선 위쪽으로 뻗고, 손바닥은 바닥을 향한다.

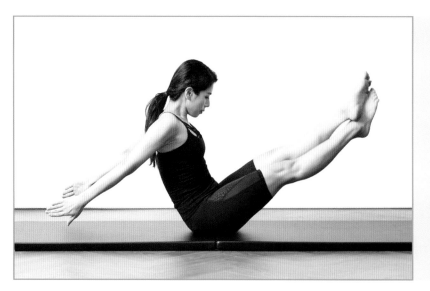

Inhale: 양팔은 몸통 바깥쪽으로 원을 그려 손끝이 등 뒤를 향한다. 견갑골의 안정성을 유지하며 손바닥이 서로 마주보게 한다.

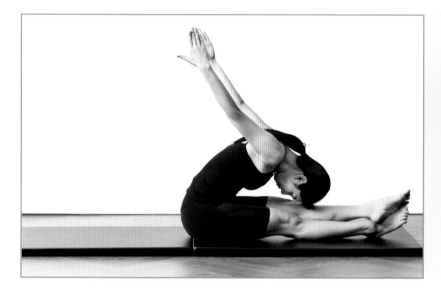

Exhale: 흉추를 더 깊게 굴곡하여 상체를 앞으로 숙이며 다리가 매트에 닿는다.

▶이때 상체가 앞으로 무너지지 않도록 하복부와 다리 사이의 거리를 일정하게 유지해야 한다.

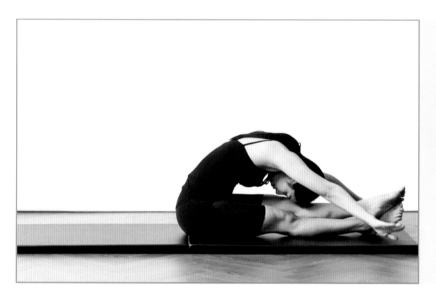

Inhale: 양팔은 몸통 바깥쪽으로 원을 그리듯 돌아와 손끝이 발쪽을 향한다.

● **변형 동작**

1. **손으로 바닥 밀어내 시작하기**
   동작을 시작하는 첫 Roll back에서 양손으로 바닥을 살짝 밀어내 무게 중심의 이동을 보조한다.

2. **무릎 굽히고 동작하기**
   상체와 하체를 모두 들어 올린 V자 자세에서 균형을 잡기 어려운 경우 무릎을 약간 굽히고 동작할 수 있다.

● **주의 사항**

1. 견갑골의 안정성을 유지한다.
2. 요추를 약간 굴곡하되 경추와 흉추는 길게 세워 않는다.
3. 체중이 경추에 실리지 않고 상부 흉추의 지지를 받을 수 있도록 유의한다.
4. 복직근의 과사용으로 동작 중 복부 가운데가 볼록 튀어나오지 않도록 복횡근을 활성화한다.

45 PUSH UP

● **운동 목표**: Roll down과 Roll up을 진행하는 동안 발의 중심에 체중을 두어 균형을 찾으며, 연속되는 Push up 동작에서 전신을 활성화할 수 있다.

● **목표 근육**: 고관절 내전근, 신전근, 견갑골 안정화 근육, 전거근, 삼두근, 대흉근
● **시작 자세**: Standing / Neutral
매트 끝에 바로 선 자세를 유지한다.
하지: 두 다리를 모은다.
상지: 양팔은 몸통 옆에서 자연스럽게 늘어뜨린다.

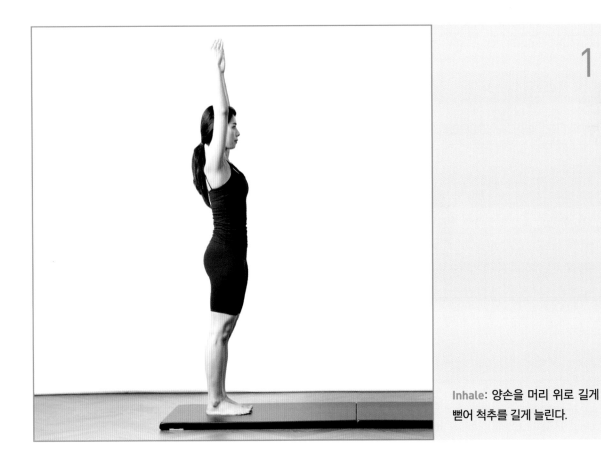

1

Inhale: 양손을 머리 위로 길게 뻗어 척추를 길게 늘린다.

● **주의 사항**

1. 동작 중 골반이 한쪽으로 기울거나 회전하지 않도록 주의한다.
2. 대퇴사두근의 힘으로 슬개골을 당겨 올리는 듯한 느낌을 유지하며 다리를 곧게 펴고 동작한다.
3. 견갑골의 안정화에 초점을 맞추고 견갑대를 넓게 펼쳐 동작한다.
4. Push up 자세에서 머리가 바닥으로 떨어지거나 턱을 올리지 않도록 경추의 중립을 유지한다.
5. 척추 분절 움직임 동안 척추가 한 마디씩 차례로 연속된 움직임을 이어가도록 한다.

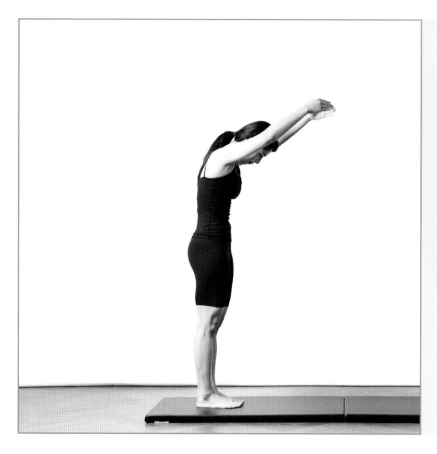

Exhale: 머리부터 숙여 척추를
분절하며 상체가 바닥을 향해 내
려간다.

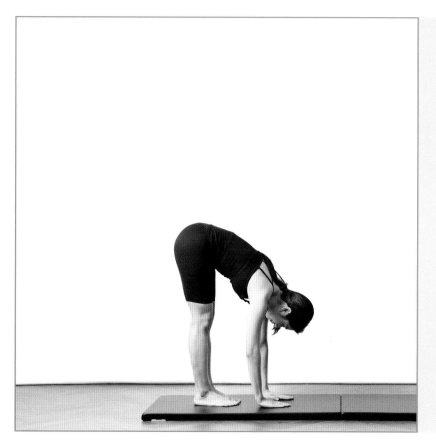

Inhale: 양손이 바닥에 닿는다.

▶이때 체중이 한쪽으로 쏠리지 않도
록 무게 중심을 발에 두고 유지한다.

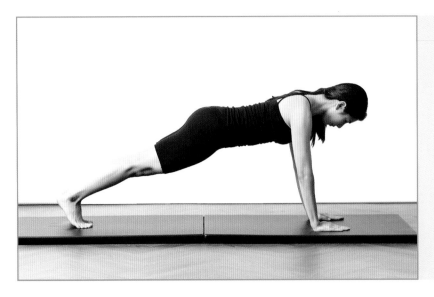

Exhale: 양손으로 4걸음 앞으로 걸어가 Push up 자세를 만든다. 손목은 어깨와 수직하며, 발앞꿈치로 체중을 지지하고 정수리부터 발뒤꿈치까지 일직선을 유지한다.

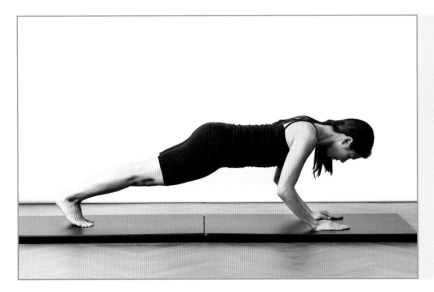

Inhale: 팔꿈치를 가능한 만큼 조금씩 굽혔다 올라오기를 3번 반복한다.

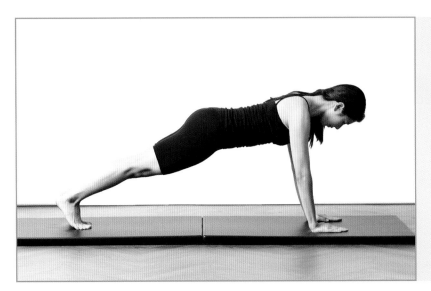

Exhale: 팔꿈치를 펴 Push up 자세로 돌아간다.

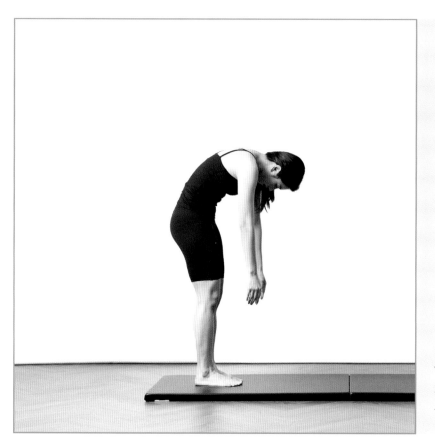

Inhale: 고관절과 척추를 굴곡
하며, 양손으로 4걸음 뒤로 걸어
가 발바닥 가운데에 무게 중심을
싣는다.

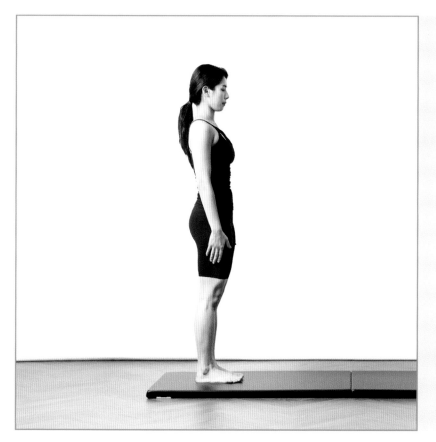

Exhale: Roll up하는 동안 골반
의 Neutral을 계속 유지하며 골
반 위에 상체를 바로 세운다. 시
선은 정면을 바라보며 시작 자세
로 돌아간다.

1. Prep1. 무릎을 바닥에 대고 동작하기

2. Standing 자세로 벽에 손을 대고 동작하기

3. 팔꿈치를 몸통 쪽으로 붙여 굽히기
   상완삼두근의 사용을 강조한다.

4. 두 손을 가운데 모아 삼각형을 만들어 동작하기
   대흉근의 사용을 강조할 수 있다.

5. 아라베스크
   Push up 시에 한쪽 다리를 외회전하여 공중에 띄우고, 이 상태에서 Roll up 동작까지 이어간다.
   균형을 잡기 어려워 난이도가 높아진다.

6. Roll up 후 Balance 잡기 추가
   Push up 동작 후 진행한다.
   Inhale: 두 무릎을 약간 굽힌다.
   Exhale: 두 무릎을 편다.
   Inhale: 발목을 Plantar flexion하여 까치발을 딛는다.
   Exhale: 발뒤꿈치를 매트에 내려 시작 자세로 돌아간다.

7. 양손 Arc barrel에 지지하고 동작하기
   상지가 약한 경우 적용할 수 있다.

8. 호흡 한 번에 팔꿈치 최대한 굽히기
   Inhale을 3번으로 나누지 않고 한 번의 깊은 Push up을 진행한다.